JN027827

30人前 150人前〜 作る

大量調理のコツ

幼稚園給食のプロ/栄養士・調理師

小宮 真弓

はじめに

「大量調理」とは、家庭料理や飲食店での料理を×30人分、×100人分作るものではありません。30人、100人、ときには300人、500人が1度に食べる料理を作るのですから、まず人数分のレシピを考え、どのように準備をして調理し、提供するか、さらに片づけまでの一連の作業を考えなければなりません。

例えば、誰もがよく作るカレーでも、1度に100人分以上を作るとなると、大量の野菜を切る手間が増えるだけでなく、味付けがうまくいかなかったり、うまく火が通らなかったり、食材が煮崩れたりして、調理師免許を持っているプロでも最初から上手に作ることができないものです。

しかし大量調理は特別な食材は使わず、食材を大量に仕入れることでコストを下げることができます。大量に調理することで、食材のうま味の相乗効果も大きくなり、調味料が少なくてもびっくりするほどおいしく仕上がるのです。

そして何より、皆さんにお料理を召し上がっていただき、たくさんの方に喜んでいただけるのも魅力の一つです。

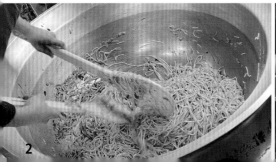
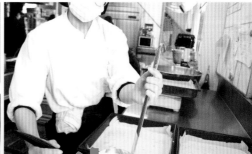

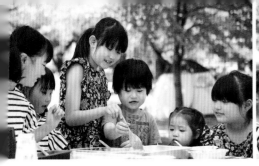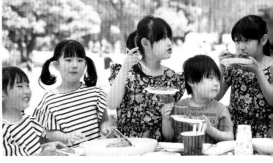

　最近では給食や社員食堂などだけでなく、子ども食堂やイベントなどで多くの方に向けて料理を提供している方も増えていると聞きます。

　私はこれまで栄養士・調理師として幼稚園の給食からホテルのケータリング、お弁当、高齢者施設の食事提供などにも携わり、年間15万食を作っている給食のプロです。その経験から得た「大量調理のコツ」を多くの方に知っていただき、大量調理でたくさんの方を喜ばせていただければと思います。

　大量調理では、とくに気を付けなければならないポイントもあります。「衛生管理の徹底」と「作業効率を考えて行動する」ことです。

　つねに周りの整理整頓を心がけ、調理場を片付けながら調理を進めることで、作業効率が上がり、異物混入の防止にもつながります。また、いかに廃棄食材が出ないように工夫していくかも、大量調理では頭を使うポイントです。

　本格的に大量調理をするなら、特別な調理器具などを用意する必要もあるでしょう。本書では、30人分と150人分のレシピ紹介だけでなく、大量調理ならではのおいしく作るコツや調理器具の紹介もしていますので、ぜひ参考にしていただければ幸いです。

2023年6月

フードプロデューサー｜栄養士調理師　小宮 真弓

目次

スイーツの調理　　**85**

※大量調理の提供や子供食堂、イベント料理などを始める時は、届け出などが必要
　なこともあるので、必ず所轄の保健所に問い合わせてください。

本書の見方

◎ レシピについて

本書では、30人分、150人分のレシピを紹介しています。150人分のレシピは便宜的に5倍の分量を紹介していますが、調理する分量が多くなればなるほど、調味料の使用量は少なくてすみます。

150人分の調理でも、本書のレシピ量を最初から入れるのではなく、少なめの使用で、味を確認しながら調整してください。

◎ 食材について

大量調理では、調理加工の手間やコストを考えて、冷凍食材（野菜など）や加工品（ソースなど）の活用も積極的に考えてください。

また、食材の分量が多いので、肉や野菜だけでなく、水や調味料もすべてグラム数で量るようにします。

野菜は洗い、消毒した物を使用することが前提です。

◎ 調理手順について

30人分の調理では大鍋を使って作ることもできますが、それ以上の場合は回転釜やスチームコンベクションオーブン（スチコン）などの専門的な調理器具が必要になります。

本書では基本的な調理器具を使った手順を紹介していますが、提供人数や実際の調理室の使用器具に合わせて調理してください。

◎ アレルギー品目について

大量調理の場合でも、提供先によっては食物アレルギーに応じた代替メニューなどの対応が必要となることもあります。本書では、アレルギー表示義務8品目（特定原材料：えび、かに、くるみ、小麦、そば、卵、乳、落花生〈ピーナッツ〉）がわかるように、レシピに赤色で表記しています。ご活用ください。

※ 調理工程などが動画で見られます！
本書メニューの調理工程などを動画でも紹介しています。
右のQRコードよりご覧ください。

http://www.youtube.com/@tairyochouri

カレーライス

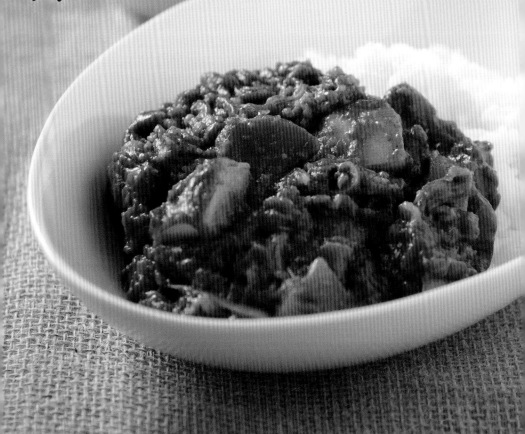

大量カレーもフードロスなし

大人も子どもも大好きなカレーライスは、野菜の皮などを煮出して「野菜だし」にし、だしを取った後の野菜ガラもすべて煮込んで、ゴミがほとんど出ません。大量調理ならではのレシピ。食材の旨みを余すところなく味わえます。

材料

	30人分	150人分	300人分
精白米	3kg	15kg	30kg
牛こま切れ肉	900g	4.5kg	9kg
じゃがいも	900g	4.5kg	9kg
人参	450g	2.25kg	4.5kg
玉ねぎ	600g	3kg	6kg
水	2.7kg	13.5kg	27kg
【A】			
おろしにんにく	1g	4.5g	9g
おろし生姜	1g	4.5g	9g
パン粉	12.5g	60g	120g
野菜を煮出したブイヨン（野菜だし）	15g	75g	150g
市販のカレーの素（ジャワカレーなどなんでも）	200g	1kg	2kg
カレールウ	250g	1.25kg	2.5kg
砂糖	40g	200g	400g
福神漬け（市販）（お好みで）	240g	1.2kg	2.4kg

150人分材料費：14,300円 （税抜）
（一般的なスーパーで購入したときの目安です。以下同）

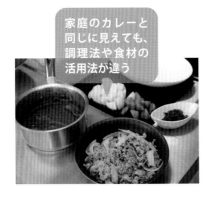

家庭のカレーと同じに見えても、調理法や食材の活用法が違う

手順

30人分の調理方法

① 洗米後、約30分浸水して炊飯する。

② 玉ねぎはくし形切りに、人参、じゃがいもはひと口大の乱切りにする。

③ パン粉、煮出した野菜（※）はそれぞれミキサーにかけて細かくする。

④ 鍋にサラダ油（分量外）と【A】を入れて焦げないように炒める。人参、玉ねぎ、牛こま切れ肉、じゃがいもの順に入れ炒め、玉ねぎとじゃがいもの表面が透き通ってくるくらいまで炒める。

⑤ ④に水を加えて③と野菜だし、砂糖を入れ、アクを取りながらひと煮立ちさせる。

⑥ ⑤にカレールウを溶かし入れ、弱火でじっくり煮込む。

150・300人分の調理方法

① 洗米後、約30分浸水して炊飯する。

② 玉ねぎはくし形切りに、人参、じゃがいもはひと口大の乱切りにする。

③ パン粉、煮出した野菜（※）はそれぞれミキサーにかけて細かくする。

④ スチームモードで100℃に予熱したスチコンで、じゃがいもを8分加熱する。

⑤ 鍋にサラダ油（分量外）と【A】を入れて焦げないように炒める。人参、玉ねぎ、牛こま切れ肉の順に入れ炒め、玉ねぎの表面が透き通ってくるくらいまで炒める。

⑥ ⑤に水を加えて③と野菜だし、砂糖を入れ、アクを取りながらひと煮立ちさせる。

⑦ ⑥にカレールウを溶かし入れ、④を加えて弱火でじっくり煮込む。

※大量調理では避けられない大量の野菜くずを、「野菜だし」（P32参照）として活用し、煮出したあとの野菜も活用する、大量調理ならではの作り方です。

大量調理だからこそ廃棄物を減らす

大量調理は食材を無駄なく使ってこそコストも抑えられ、環境にもやさしい料理となります。残してしまった食材はほかの料理に流用することもできますが、ただ「安いから」という理由で大量に仕入れて、食材が使い切れないという行動は厳禁です。廃棄物を減らす第一歩は、綿密な計画から。まずはカレーを例に、献立を組み立てる練習をしてみましょう。

手間を省くという発想も大切

大量調理では、調理工程で手間がかかりそうな食材については、冷凍野菜や水煮などを積極的に活用することで時短をします。例えば、鶏もも肉もブロックではなく、こま切れを使うと切る手間がなくなり、作業効率も上がります。すべてをイチから作る必要はありません。便利な食材をいいとこどりをして、手早く安全な食事を提供しましょう。

野菜だし（ブイヨン）でコクを出す

食材のゴミをなるべく減らすため、野菜の皮、へた、芯などを煮出して、「野菜だし」を作りましょう（P32参照）。このだしを使うと、料理が本格的な味わいになります。にんじんや長ねぎ、セロリなど、厳密に言えば、だしとして向いている野菜の種類はありますが、大量調理では、どの種類の野菜でだしを取ろうかと選んでいる余裕はないので、大根などあるものを何でも使います。長ねぎを一緒に入れると臭みが取れます。玉ねぎの皮もいいだしが出ますよ。ただし、じゃが芋の芽など毒性のある物は廃棄してください。

野菜の皮までおいしくいただく

野菜だしを取った後の野菜の皮などは、ミキサーにかけて、カレーに入れてしまいましょう！ 生ごみを削減できるだけでなく、とろみがつき、味に奥行きもつけられて、使うルウの量も少なく済みます。ミキサーにかけないのは玉ねぎの皮くらい。それ以外はすべておいしく調理することができます。

捨てるものだからこそ丁寧に調理する

本当は捨てるはずのものを活用するので、野菜の皮をミキサーにかける時は丁寧に行います。残り物だからこそ手をかけてあげることが大切。特にカボチャの皮のような色の濃い部分は混ぜると汚く見えてしまうこともあるので、仕上がりを意識してみてくださいね。

煮崩れしやすい野菜は小さくカット

じゃがいもは、小さめに切るとヘラや鍋にぶつかる回数や面が減るため煮崩れしにくくなります。人参のような固い野菜は煮崩れすることはありませんが、小さく切ることで火の通りが早くなり調理時間を短縮できる上、盛りつける時に具材が均等に行き渡ります。

大量調理では水もグラム数で量る

大量に作る時は計量カップ・スプーンではなく、水や調味料もグラム数で量ります。特に間違えやすいのが「水」の量。通常、家庭で作る量とは桁が異なるため、本書でもすべてkg（キログラム）・g（グラム）で記載していますが、材料を準備をする際は間違えないように注意しましょう。

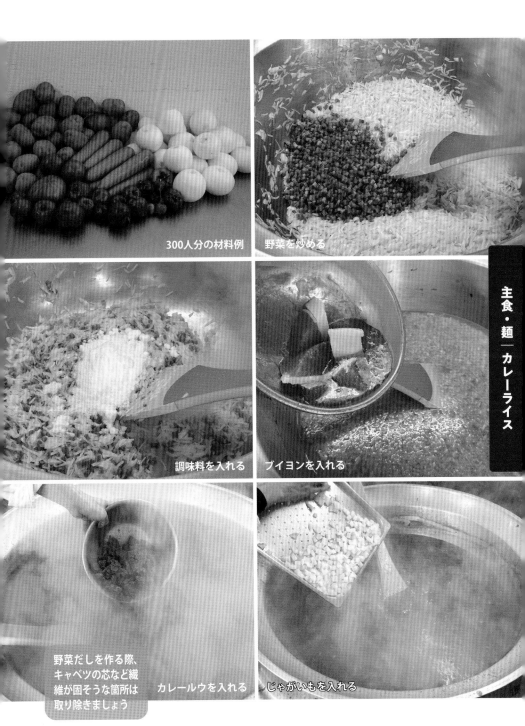

300人分の材料例

野菜を炒める

調味料を入れる

ブイヨンを入れる

野菜だしを作る際、キャベツの芯など繊維が固そうな箇所は取り除きましょう

カレールウを入れる

じゃがいもを入れる

大量調理で
絶対に必要な道具

普段から使っている見慣れた道具も多いですが、家庭で使う物よりサイズが大きいのが大量調理ならでは。いま持っている道具で活用できるものもあるでしょうが、大きいサイズがあると作業効率が上がり、調理時間も短縮できて、作るのがラクになります。

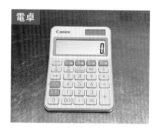
電卓

食数に変更があった時、予定通りに料理を作ってしまうと作った分だけロスが出てしまいます。作る量を変更するにしても、大量調理では単純に減った分を全体から差し引けばいいということにはなりません。適切な食材の分量と調味料を計算し直すために、電卓は常備しておく必要があります。

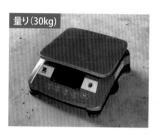
量り(30kg)

大量調理ではすべてkg(キログラム)・g(グラム)数で計量するため、量りは必須アイテムです。また、正確に計量しなければ材料に余りが出てしまうこともあり、それが食品ロスにつながります。作りすぎで廃棄を出さないためにも、必要分をきっちりと計るようにしましょう。

※本書で紹介しているのは150人分までのレシピなので、30kgの量りでも問題ありませんが、それ以上の食数を作る場合には、30kg以上量れるものを用意しましょう。

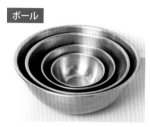
ボール

現在はアルミやガラス製よりも、衛生状態が保てるステンレス製が主流。丈夫で負荷のかかる作業にも対応できる点でもおすすめです。

大量調理ではボウルに食材を入れて電子レンジで加熱するという工程はほぼなく、ガラス製は割れると危険です。

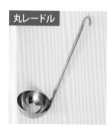
丸レードル

混ぜたり、鍋から鍋へ移したりする際の必需品。大量に作る時は、90〜270ccのものを使用することが多いです。ほかに、注ぎやすさでは横レードルもよく使用します。用途と調理室の規模によっても異なりますが、最低でも2〜3本は用意しておくといいでしょう。

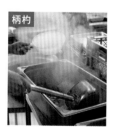
柄杓

もとは水をすくう道具ですが、スープを注いだり大型のレードルとして使用します。特に1ℓずつ分配する際には柄杓を使うとラクです。

価格は高くなりますが、取っ手が熱くならない仕様のものだとミトンやトーション(布巾)を探す必要がなくなり、火傷の防止になります。

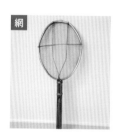
網

網は一度にたくさんの食材をすくい上げるのに便利です。

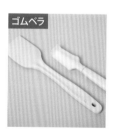
ゴムベラ

ボウルに残った食材をきれいに取るためにも、ゴムベラは絶対に必要な道具。家庭での調理時は気にならないかもしれませんが、ボウルやバットのふちに残った食材をこそぎ取らないと、分量が変わってくるだけでなく、食品をロスすることにもなってしまいます。

ザル

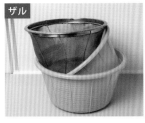

バット

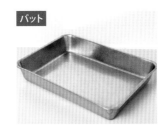

スライサー

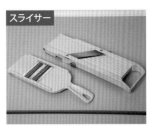

餃子バット

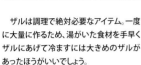

フードプロセッサー

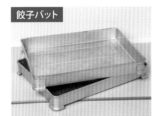

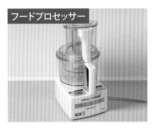

ザルは調理で絶対必要なアイテム。一度に大量に作るため、湯がいた食材を手早くザルにあげて冷ますには大きめのザルがあったほうがいいでしょう。

丸型・角型、金ザル・プラスチック製などいろいろな種類がありますが、カラーが豊富なプラスチック製なら色別で食材を加熱・未加熱に分けたり、二次汚染対策もできます。

ただし、プラスチックは軽い分、割れやすいので、異物混入には注意が必要です。一方の金ザルは、網目が洗いにくく少し重いのが難点。どの素材を使うかは一長一短があるので、用途によって使い分けるのがいいでしょう。

仕込み物やできた物を入れます。重ねられるので、保存種類や量が多くてもコンパクトに収納できます。

食材を均一に薄く切る作業を包丁で行うのは大変なので、大量に切る時はスライサーを活用します。スライサーは刃が変えられるため、食材別に適した切り方が可能。みじん切りのような細かく切る作業では、フードプロセッサーを使うといいでしょう。

木ベラ/スパテラ

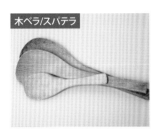

ブレンダー

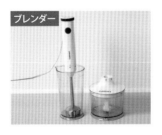

電動ホイッパー

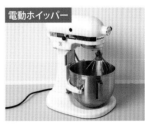

ホイッパー

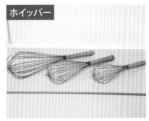

大きなスパテラは回転釜で混ぜ合わせる時の必需品。木べらは鍋で調理する場合には便利ですが、木製の調理器具はひび割れや焦げた部分が料理に混入するリスクがあります。そこで、大小の耐熱性スパテラを用意できると異物混入も防げ、衛生管理上も安心です。木製のものを使う場合は、メンテナンスをしっかりと行いましょう。
※スパテラの画像は17ページを参照。

150人分を超える場合は、電動ホイッパーがあると便利です。30人分など作る量が少ない場合は、ブレンダーでもまかなえます。ほかに電動のハンドミキサーも使いますが、軽く混ぜ合わせるだけならホイッパーを使います。ただし、ホイッパーのサイズが小さいと混ぜるのに時間がかかりリムラもできるので、ボウルのサイズに合わせた大きいサイズも用意しておきましょう。

大量の食品を混ぜ合わせる時は直接手で混ぜたり、箸やトングを使わずに手で盛りつけたりすることも。白色など種類はいろいろありますが、青い調理用の手袋は細かい作業がしやすく、万が一食材に混入したとしても見つけやすいです。

食品用手袋

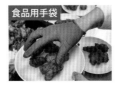

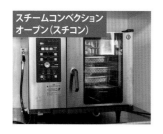
スチームコンベクション
オーブン（スチコン）

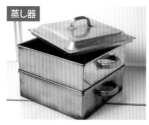
蒸し器

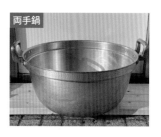
両手鍋

スチームコンベクションオーブン（スチコン）は、ファンで熱風を対流させるコンベクションオーブンに蒸気を発生させる装置を取り付け、熱風または蒸気で焼く・蒸す調理機器です。風と蒸気を同時に使えば、煮る・炊くといった加熱も可能です。

大きさもさまざまですが、一般的なものはホテルパンが3〜5段入ります。価格はおよそ200万円と高価ですが、火の通り方が異なる食材を一度に加熱でき、段ごとに温度設定ができるなど大量調理には欠かせない調理機器です。本書では150人分の手順で、スチコンを使ったレシピを記載しています。

スチコンは、「ホテルパン」という四角い器に食材を入れて加熱します。深さは20〜65mmまであり、サイズも1/1〜2/3と豊富です。本書では深さ65mm・1/1サイズのホテルパンを使用して調理しています。

〈スチコンの調理モード〉
・**スチームモード：蒸気を庫内に循環させて加熱（蒸す）**
・**熱風モード：熱風を庫内に循環させて加熱（焼く）**
・**コンビネーションモード（コンビモード）：蒸気と熱風を組合せて庫内へ送り込み、循環させて加熱（煮る・炊く）**

※スチコンを使用する際は、どのモードで加熱するかを記載しています。

スチコンがない時には必要です。また少量の蒸し物の時にも活躍します。

調理では欠かせない両手鍋。素材は、熱伝導がよく冷めやすいアルミ製がおすすめです。茹でたり炒めたりといろいろな調理工程で使用するので、大きさ違いで複数個用意しておくと便利です。

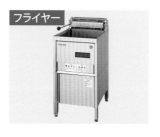
フライヤー

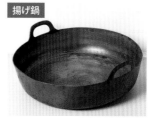
揚げ鍋

低温から高温まで油の設定温度を一定に保ってくれるため、誰でも簡単に、しかも大量に揚げることができます。温度が下がったり、上がりすぎたりすることがないので、揚げ時間はタイマーを設定しておけば、その間に違う作業をすることも可能です。

温度に気を配りながらの作業が必要ですが、フライヤーが壊れた時や少量揚げる時に、あれば便利な調理道具のひとつです。

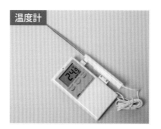
温度計

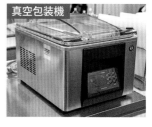
真空包装機

食中毒が起こらないよう、食品の中心温度が75℃で1分間以上加熱するなど、厚生労働省の衛生管理マニュアルでは安全に調理される加熱時間と温度が決まっています。よく加熱し、保存する際はよく冷ますというのは基本ですが、見た目や勘に頼らず、温度計を使って視覚化するようにしましょう。

真空包装機は、余った食材などを手軽に真空でパックできるので、保存や低温調理などに活用されています。業務用では保存する内容物に合わせて、空気の抜き方まで設定できるものも。

大量調理で
あったら作業が
ラクになる便利な道具

調理する上ではなくても問題ありませんが、あると便利な道具です。
いずれもすぐにそろえる必要はなく、大量に作ることに慣れてレパートリーが増えてきたタイミングで必要と思えば、少しずつ買いそろえていくといいでしょう。

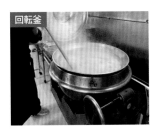
回転釜

作る食数が300人分を超える場合に重宝します。混ぜ合わせたり、かき回す際には体の使い方にコツが要りますが、一度にたくさんの食材を加熱できる、大量調理ならではの調理機器です。

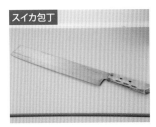
スイカ包丁

刃がついていないため、包丁の重さで大きな食材を切る時に便利です。豆腐やこんにゃくなどを一度に切る時、長さがある物や、横にいっぺんに切りたい物がある時は役立ちます。

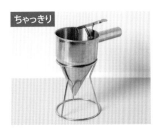
ちゃっきり

今回のレシピでは登場しませんが、ちゃっきりはたい焼きやたこ焼きなど溶いた生地や液体を流し込む種落としです。横レードルで型に流し込むよりも早く、作業時間を短縮しながら1食分をきれいに分けることができます。マドレーヌやカップケーキを作る時など、大量調理ではよく使用します。

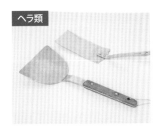
ヘラ類

お好み焼きなど鉄板を使う焼き物以外に、ケーキなどのデザートを取り分ける時にも便利です。サイズや形状はさまざまなので、使いやすい物を選びましょう。

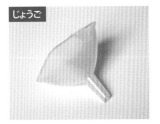
じょうご

液体を鍋などから移し替える際にあると便利です。じょうごがあると、こぼさなくなるため、食品ロスにもつながります。

大量調理では
ほぼ使わない道具

普段の調理では使っていても、大量調理では使わない道具もあります。

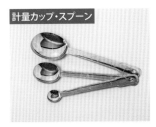
計量カップ・スプーン

栄養士が決める献立のレシピでは、水も調味料もkgあるいはgで表記するため、基本的に計量カップや計量スプーンは使用しません。一般的には量りと計量カップを使い分けますが、調理中にわざわざ道具を持ち変えるのは手間なので、効率的に作業ができるようすべて同じ表記で統一されます。

調理器具を制する者が
大量調理を制する!?

　大量調理に慣れていない人がまず戸惑うのが、大きな回転釜や普段使い慣れない調理器具です。大量調理用の器具は、とにかく大きくて重いものが多いので、正しい使い方をしないと、ケガや転倒する可能性があります。

　いくつか使い方のコツがあるので紹介します。

① 食材をかき回すための調理器具（スパテラ）は腕だけで使わないで、身体全体を使うこと。
② 回転釜で調理するときは、釜の上のほうだけでなく、必ず釜底までかき回す。
③ 時間との勝負で調理することも多いですが慌てず、やけどや切り傷に気を付ける。
④ 仕込みで包丁を使用するときは、肩の力を抜き、正しい姿勢で切りものをする。
⑤ 仕込み材料量より大きい容量の器具を使用する。

　そのほかにも、つねに自己の体調管理に気をつけて、調理現場では危険なことを想定して考えるクセをつけましょう。

　調理器具も含めて、測定機器類は壊れていないか事前に点検することも大切です。いざというときのために、別の調理器具でも作れるように予備で準備しておくと良いです。

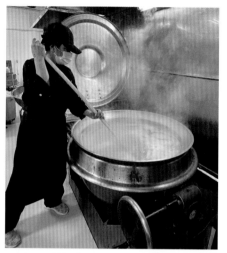

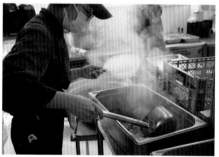

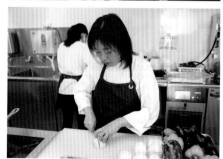

主食・麺の調理

大量調理で主食はやはり欠かせません。冷めてもおいしく食べられるコツをマスターしておきましょう。ごはんものは米と具材を別々に調理して合わせるのがポイント。麺類は家庭で作るより早めに茹で上げると、おいしくできます。

大量調理の道具：スパテラ（ジャンボヘラ）

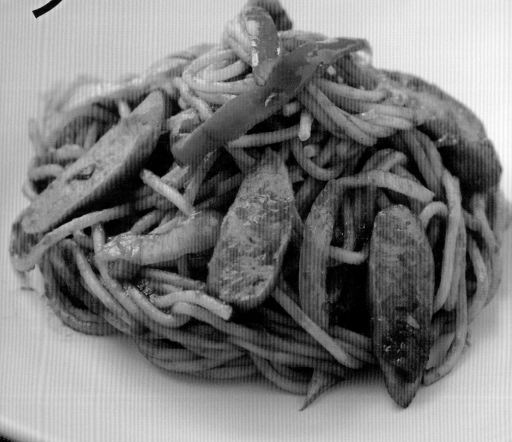

ナポリタン

茹で上がり後の素早さが肝！

子どもも大人も大好きなスパゲティ・ナポリタン。作り方に難しい工程はありませんが、大量に作るときには麺の取り扱い方にコツが必要です。できあがってすぐに食べないことが多いので、数時間先を見越して下味をつけるなど、ひと手間をかけることがおいしさの秘訣！

材料

	30人分	150人分
スパゲティ	2.7kg	13.5kg
ゆで水	12kg	60kg
油（麺とからめる用）	───	200g
ウインナー	400g	2000g
玉ねぎ	450g	2250g
ピーマン（冷凍可）	300g	1500g
おろしにんにく	1.2g	6g
おろし生姜	1.2g	6g
サラダ油	85g	400g
【A】		
トマト缶（ダイスカット）	520g	2600g
トマトケチャップ	520g	2600g
コンソメ（顆粒）	25g	125g
砂糖	30g	150g
中濃ソース	25g	125g
【B】		
コンソメ	30g	150g
バター	25g	120g
砂糖	40g	200g
粉チーズ（お好みで）	15g	75g
パセリ（お好みで）	90g	450g

150人分材料費：8,760円（税抜）

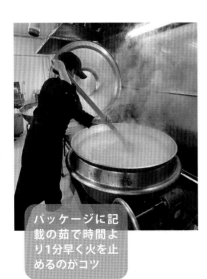

> パッケージに記載の茹で時間より1分早く火を止めるのがコツ

手順

30人分の調理方法

1. 【A】をすべて合わせて火にかけ、焦げないように混ぜながらひと煮立ちさせる。
2. 玉ねぎはスライス、ピーマンは厚めの千切り、ウインナーは斜めにスライスカットする。
3. 鍋にサラダ油を回し入れ、おろしにんにくとおろし生姜を焦がさないように炒め、玉ねぎの表面が透き通りはじめるくらいまで炒めたら、ウインナー、ピーマンの順に加えて炒め合わせる。
4. 別の鍋に水を入れ、沸騰したらスパゲティを入れて茹でる。茹で上がったらザルにあげ、湯切りしておく。
5. ③に①、④、【B】を加えて炒め合わせる。
6. ⑤にお好みでパセリを添え、粉チーズを振りかける。

150人分の調理方法

1. 【A】をすべて合わせて火にかけ、焦げないように混ぜながらひと煮立ちさせる。
2. 玉ねぎはスライス、ピーマンは厚めの千切り、ウインナーは斜めにスライスカットする。
3. 鍋にサラダ油を回し入れ、おろしにんにくとおろし生姜を焦がさないように炒め、玉ねぎの表面が透き通りはじめるくらいまで炒めたら、ウインナー、ピーマンの順に加えて炒め合わせる。
4. 別の鍋に水を入れ、沸騰したらスパゲティを入れて茹でる。茹で上がったら氷を入れた冷水で洗い、ぬめりを取り、水切りして油を絡めておく。
5. ③に①、④、【B】を加えて炒め合わせる。
6. ⑤にお好みでパセリを添え、粉チーズを振りかける。

主食・麺｜ナポリタン

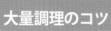

大量調理のコツ

ぬめりを取ると2時間後もおいしい

麺は茹で過ぎるとでんぷんが出るので、茹でた後はぬめりを水で洗い流します。このとき、ぬめりが残っていたり水切りをしすぎると麺がくっつきやすいので、ザルから水がぽたぽたと落ちきる程度で引き上げるのがコツ。最後に、サラダ油を回しかけて絡ませておけば完璧です。

1分早く火を止める

茹でのびを防ぐため、スパゲティはパッケージに記載の茹で時間より1分短く。火を止めるのが早すぎると芯が残ってしまうので注意しましょう。茹で上がったら素早くお湯を捨てて冷まします。150人分以上を作る場合は、さらに鍋の中に氷水を入れて麺を入れ温度を下げます。

大量の場合は小分けにして洗う

茹で上がったら、麺がのびる前に小ザルに分けて素早く洗います。洗う時間は2〜3分で、ぬめりが取れたかどうかは、麺から出る水の濁り方や味を見て判断します。また、ソースと合わせるまでの少しの時間なら、くっつかないよう水につけておいてもOK。

乾麺には下味をつけて絡みやすく

茹でた乾麺はそのままパスタソースを加えても味が絡みにくいので、水洗いしてぬめりを取った後は、顆粒コンソメで下味をつけておきましょう。下味をつけておけば、麺とソースを合わせるときのかき混ぜ過ぎや味ムラをおさえて、味に一体感を与えられます。

大量の場合は道具よりも手を使う

大量調理では、麺の引き上げやソースを絡める工程でヘラなどの道具を使っていると、その間に麺がのびたり切れてしまうことも。量が多いときこそ、手を使って合わせたほうが早く効率的です。ただし、手で混ぜられないほど熱いときには道具や、あれば回転釜を活用しましょう。

具材・麺・ソースは一度に混ぜ合わせない

麺類の調理では、炒めた具材に茹でた麺を合わせて、最後にソースを加えて味の調整ができるようにします。最初からすべて混ぜ合わせようとすると重たくなってしまい、麺もほぐれず、味が均一に行き渡りません。具材・麺・ソースと、順に加えていくほうが上手に仕上がります。

ソースが絡みやすいのは1.6〜1.7mm

スパゲティの太さは、お好みでOK。おすすめはソースの絡みがよく、パスタの食感も楽しめる1.6〜1.7mmです。早茹でのスパゲティは、価格は高いですが、時短できる分、人件費を抑えるという考え方をすることもできます。予算と相談しながら食材を選びましょう。

水の量は"料理のできあがり"の量

初めて大量調理をするときに間違えやすいのが、水の量。例えば、できあがりの量が「総重量で50kg」なのに、誤って調理の水を50kg入れてしまうことがあります。カレーやシチューを大量に作る際は、ルーのパッケージに書かれた分量で調理してしまうと、大変な量ができてしまうので気をつけましょう。

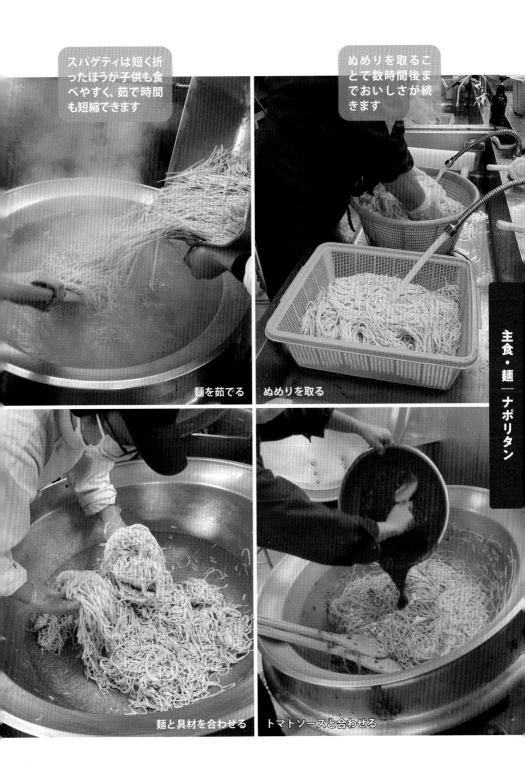

スパゲティは短く折ったほうが子供も食べやすく、茹で時間も短縮できます

ぬめりを取ることで数時間後までおいしさが続きます

麺を茹でる

ぬめりを取る

麺と具材を合わせる

トマトソースと合わせる

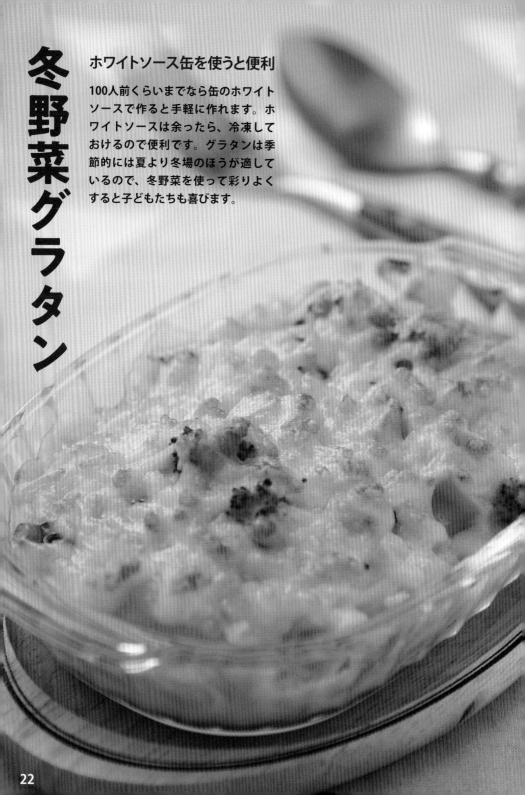

冬野菜グラタン

ホワイトソース缶を使うと便利

100人前くらいまでなら缶のホワイトソースで作ると手軽に作れます。ホワイトソースは余ったら、冷凍しておけるので便利です。グラタンは季節的には夏より冬場のほうが適しているので、冬野菜を使って彩りよくすると子どもたちも喜びます。

材料

	30人分	150人分
マカロニ	900g	4.5kg
玉ねぎ	450g	2.25kg
里芋（水煮・冷凍も可）	600g	3kg
ブロッコリー（冷凍可）	600g	3kg
ほうれん草（冷凍可）	300g	1.5kg
とろけるチーズ	450g	2.25kg
コンソメ（顆粒）	4.5g	22.5g
小麦粉	80g	400g
バター	80g	400g
ホワイトルウ	240g	1.2kg
水	2.24kg	11.2kg

150人分材料費：19,245円（税抜）

余り野菜を使った
アレンジレシピも
簡単

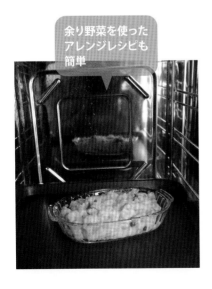

手順

30人分の調理方法

① 鍋にバターを入れて弱火で温める。小麦粉、調味料、ホワイトルウを加え、水を少量ずつ加えながら練り上げる。ホワイトソース缶を使う場合は鍋底を焦げ付かせないように混ぜながら温める。

② 玉ねぎはスライスして軽く炒める。ブロッコリー、ほうれん草、里芋はひと口大に切り、それぞれ茹でて湯切りする（冷凍の場合は茹でずに冷蔵でしっかり解凍してから使用してもよい）。

③ 鍋にたっぷりの水を沸騰させ、マカロニを固茹でにし、湯切りする。

④ ③に玉ねぎ、ほうれん草、里芋と①を加えて混ぜる。型に移し、上からブロッコリーとチーズを散らす。

⑤ 180℃に予熱したオーブンで④を約8分焼く。

150人分の調理方法

① は〔30人分〕と同じ。

② 玉ねぎはスライスして軽く炒め、①と混ぜ合わせる。

③ ブロッコリー、ほうれん草、里芋はひと口大に切る。

④ スチームモード100℃に予熱したスチコンで里芋を8分加熱する。ほうれん草は2分、ブロッコリーは5分加熱し、火が通ったら水で冷やして色止めをする。

⑤ 鍋にたっぷり水を入れて沸騰させ、マカロニを固茹でにする。茹で上がったら氷水で洗いぬめりを取る。コンソメで下味をつける。

⑥ ⑤を型に入れ、上から②をかけ、④とチーズを散らしホットエアー180℃に予熱したスチコンで8分焼く。

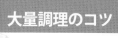

ホワイトソース作りは慣れたら意外と簡単！コストも下がる

「火加減が難しい」と言ってホワイトソース作りを敬遠する人は多いですが、一度マスターしてしまえば安く大量に作ることができます。しかもシチューやパスタソースなどに応用もできる万能ソースです。作り慣れたら簡単なので、ぜひ手作りにも挑戦してみてください。

「ホワイトルウ」でマイルドな味わいに仕上げる

塩分を控えて味をまろやかにするため、本書では缶詰のホワイトソースや市販のシチューの素とは別に「ホワイトルウ」を使用しています。マイルドな味わいになるだけでなく価格も抑えられるのでおすすめです。業務用のスーパーやネット通販で手に入ります。

まろやかだけどもったりしているので寒い季節向き

牛乳が入ったホワイトソースは、夏に食べると重たく感じるため、吐き出してしまう子供もいます。本書では「ホワイトルウ」を使ってさっぱりと仕上げる味わいなので夏のメニューにもよいですが、やはり秋～冬に旬の野菜を使って作るのがおすすめです。

粉類は早めに投入して弱火でゆっくりと混ぜ合わせる

ホワイトソース作りは、焦げないように混ぜるのが最大のポイントです。バターが完全に溶けてしまってから粉類を入れると焦げやすくなるので、バターが温まったら少しずつ粉を加えましょう。弱火で、水を少量ずつ入れてダマを作らないよう都度しっかりと混ぜます。

冷凍野菜を取り入れることで時短もできる

本書では、秋・冬野菜をグラタンの具材に使っていますが、玉ねぎ以外の野菜（ブロッコリー・ほうれん草・里芋）は冷凍品を使ってもおいしく仕上がります。冷凍野菜を使うと茹で時間をカットできるので、大量調理では上手に取り入れて時短してみましょう。

パスタ類はぬめりを取って下味をつけるのがセオリー

「ナポリタン」同様、茹で上がったマカロニは急いで冷やし、水洗いしてぬめりを取って、コンソメで下味をつけておきます。しっかりと下味をつけておくことでソースの塩味を抑えても薄味に感じることなく、子供から大人まで満足します。

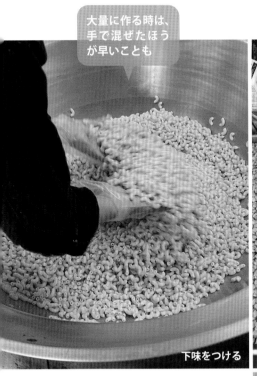

大量に作る時は、手で混ぜたほうが早いことも

下味をつける

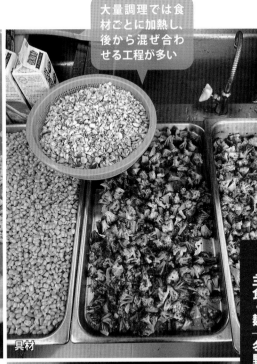

大量調理では食材ごとに加熱し、後から混ぜ合わせる工程が多い

具材

ソースを手づくりするかは、予算と食数で考える

グラタンはホワイトソースを大量に使うので、缶詰を使うとどうしてもコストが高くなってしまいます。一方、手作りするとコストカットはできますが、時間と手間がかかるため、100人分以上になったら缶詰か手づくりするか検討しましょう。

ホワイトソースは作り置きが可能

ホワイトソースは冷凍保存することができます。余ってしまってもストックしておけば、急なメニュー変更や余り野菜などを入れたアレンジレシピにも対応可。あると何かと便利なソースです。冷凍後は2週間〜1カ月を目安に使い切るようにしましょう。

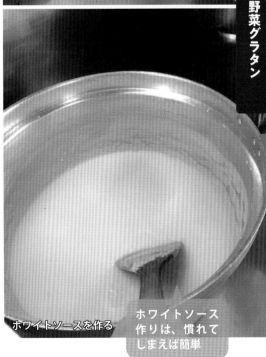

ホワイトソースを作る

ホワイトソース作りは、慣れてしまえば簡単

25

パエリア風

米の調理法がおいしさの決め手

大量調理で人気のあるパエリア風は、お米の下準備でおいしさが決まります。洗米したら、しっかり水に浸し、ざるに米をあげて水を切っておきましょう。盛り付けはピーマン、アスパラを上に散らすようにすると、彩りがよくなります。

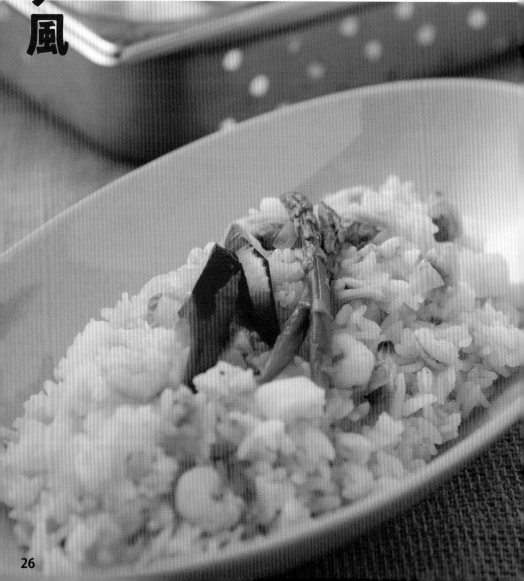

材料

	30人分	150人分
精白米	2.7kg	13.5kg
玉ねぎ	450g	2.25kg
シーフード MIX	900g	4.5kg
赤パプリカ（冷凍可）	300g	1.5kg
アスパラガス（冷凍可）	150g	750g
【A】		
コンソメ（顆粒）	290g	1.45kg
中華だし（顆粒）	12.5g	75g
砂糖	10g	50g
ターメリック	4g	20g
コンソメ（炒め用）	9g	45g

大量調理のコツ

洗米したあと水気を切ってから炊く

洗米してから水に浸したあと、米をざるにあげて水をしっかり切っておくこと。お米がぱらっとして、おいしく炊けます。

野菜は火を入れ過ぎない

大量調理は下茹でや下処理での火入れがあるので、野菜に火を入れ過ぎないことがポイント。
火を入れ過ぎると、焼くときに野菜が柔らかくなりすぎて、風味も半減します。

手順

30人分の調理方法

1. 洗米後、約30分浸水させる。ザルにあげて水を切り、【A】を入れて炊飯する。
2. 玉ねぎは粗めのみじん切り、パプリカは厚めのスライス、アスパラガスは斜めにスライスする。
3. 玉ねぎ、シーフードミックスを炒め用のコンソメで炒める。パプリカ、アスパラガスは軽く焦げ目がつく程度に焼く。
4. 鍋に①と③の玉ねぎとシーフードミックスを入れて炒め混ぜる。
5. ④に③のパプリカ、アスパラガスを盛り付ける。

150人分の調理方法

1. 米は洗い、約30分浸水させる。ザルにあげて水を切り、【A】を入れて炊飯する。
2. 玉ねぎは粗めのみじん切り、パプリカは厚めのスライス、アスパラガスは斜めにスライスする。
3. 玉ねぎ、シーフードミックスそれぞれに炒め用のコンソメを半量ずつ加えて炒める。
4. コンビモード（40%）120℃に予熱したスチコンでパプリカ、アスパラガスを3分加熱する。
5. ①と③の玉ねぎとシーフードミックスを炒め混ぜる。
6. ⑤に④を盛り付ける。

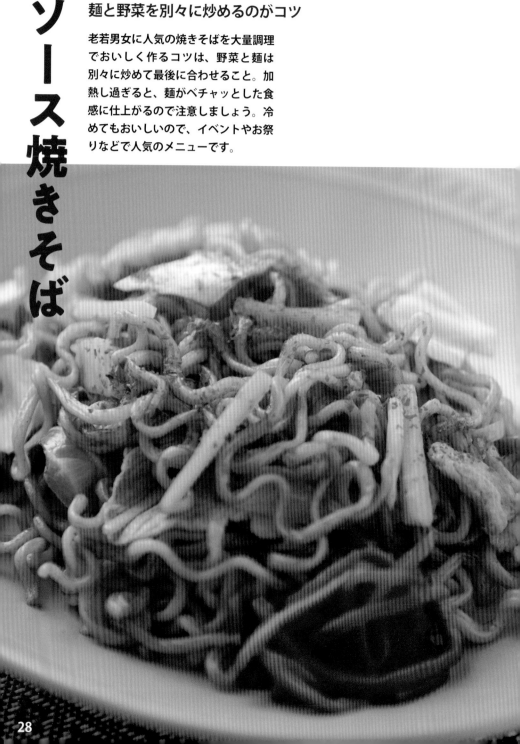

ソース焼きそば

麺と野菜を別々に炒めるのがコツ

老若男女に人気の焼きそばを大量調理でおいしく作るコツは、野菜と麺は別々に炒めて最後に合わせること。加熱し過ぎると、麺がベチャッとした食感に仕上がるので注意しましょう。冷めてもおいしいので、イベントやお祭りなどで人気のメニューです。

材料

	30人分	150人分
焼きそば	4.5kg	22.5kg
豚こま切れ肉	400g	2kg
キャベツ	600g	3kg
もやし	450g	2.25kg
玉ねぎ	450g	2.25kg
人参	90g	450g
ごま油（サラダ油も可）	13g	65g
【A】		
焼きそばソース	360g	1.8kg
ケチャップ	36g	180g
砂糖	24g	120g
【B】		
コンソメ（顆粒）	12g	60g
中華だし（顆粒）	15g	75g
紅生姜（お好みで）	90g	450g
青のり（お好みで）	1g	5g

大量調理のコツ

一度麺を温めるとこげずに仕上がる

麺が冷たいまま炒めると、加熱時間が長くなりこげの原因に。一度、麺を軽く蒸してごま油を絡めて下味をつけておくと、こげにくくなり香ばしさが増します。

バーベキューなら鉄板使用も◎

家庭用フライパンを使って調理すると熱伝導が弱いため、材料から出る水分を考慮する必要があります。その点、鉄板は水分を飛ばしやすく大量調理に向いています。

手順

30人分の調理方法

1. 玉ねぎはスライス、人参は短冊切り、キャベツは角切りにする。【A】を混ぜ合わせておく。
2. 鍋に玉ねぎ、人参、豚こま切れ肉、キャベツの順に炒め、【B】を入れ、もやしを加えてさらに炒める。
3. ②に焼きそばと【A】を加えて炒める。
4. ③にお好みで紅生姜を添え、青のりを振りかける。

150人分の調理方法

1. 玉ねぎはスライス、人参は短冊切り、キャベツは角切りにする。【A】を混ぜ合わせておく。
2. コンビモード（50%）120℃に予熱したスチコンで焼きそばを2分間蒸し焼きにする。ごま油を絡める。
3. 玉ねぎ、人参、豚こま切れ肉、キャベツの順に炒め、【B】を入れ、もやしを加えてさらに炒める。
4. ②に③を加えて【A】で炒める。
5. ④にお好みで紅生姜を添え、青のりを振りかける。

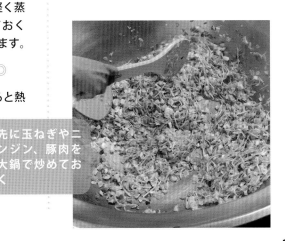

先に玉ねぎやニンジン、豚肉を大鍋で炒めておく

主食・麺──ソース焼きそば

七夕そうめん（節句食）

そうめんの茹で時間がコツ

赤や青の色つきそうめんを使うことで、夏のイベントでは子どもたちが大喜びするメニューです。大量調理のコツは、何といってもそうめんの茹で時間。家庭で作るときよりも、早く茹で上げるのがポイント。そうめんの芯が少し残るくらいでOKです。余熱でちょうどいい茹で加減になります。

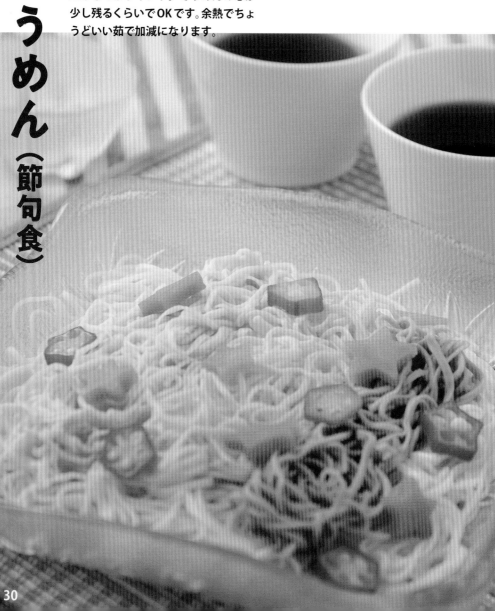

材料

	30人分	150人分
そうめん	1.8kg	9kg
人参	150g	750g
オクラ（冷凍も可）	150g	750g
ごま油(サラダ油も可)	24g	120g
色粉（赤・黄色・緑）	0.08g	4g
水	各400g	各2kg
※好みの濃さによって分量は調整		
【A】		
醤油	90g	450g
昆布だし（顆粒）	20g	100g
鰹だし（顆粒）	30g	150g
砂糖	20g	100g
塩	0.6g	3g
水	4.5kg	22.5kg
おろし生姜（お好みで）	90g	450g

大量調理のコツ

そうめんにも下味をつけておく

パスタと同様、そうめんは茹でたあと、ごま油を少しずつ回しかけ、からめておきます。麺がダマにならず、風味もよくなります。

イベントでは「ひやむぎ」でもOK

そうめんは細いため、大量に茹でるのが難しい種類の麺です。イベントなどで大量に茹でたい場合は、「ひやむぎ」を使ったほうがのびにくいのでおすすめです。

手順

30人分の調理方法

1. 水に色粉（赤・黄色・緑）を溶かして色浸け水を作る。
2. 人参は星型で抜き、3mm幅に切ってから砂糖少々に熱湯（各分量外）を加えた砂糖湯に浸ける。
3. オクラは塩をまぶして産毛をこすり取る。熱湯でサッとゆがき、冷水に取って冷ました後、小口切りにする（冷凍の場合はサッと湯がくだけ）。
4. 鍋に水を沸騰させて【A】を入れ、つけ汁を作る。
5. 別の鍋にたっぷりの水を沸騰させてそうめんを約30秒茹でる。冷水で洗って冷ます。
6. ①に⑤を各適量入れて着色させる。
7. 残りのそうめんにごま油を和え、⑥の3色そうめんを一緒に天の川風に盛り付け、②と③を上から散らす。お好みでおろし生姜を添える。

150人分の調理方法

1. 水に色粉（赤・黄色・緑）を溶かして色浸け水を作る。
2. 人参は星型で抜き、3mm幅に切ってから砂糖少々に熱湯（各分量外）を加えた砂糖湯に浸ける。
3. スチームモード100℃に予熱したスチコンでオクラを1分蒸し、小口切りにする。（冷凍スライスオクラを使う場合はカットせずに済みます）
4. 鍋に水を沸騰させて【A】を入れ、つけ汁を作る。
5. 別の鍋にたっぷりの水を沸騰させてそうめんを約30秒茹でる。冷水で洗って冷ます。
6. ①に⑤を各適量入れて着色させる。
7. 残りのそうめんにごま油を和え、⑥の3色そうめんを一緒に天の川風に盛り付け、②と③を上から散らす。お好みでおろし生姜を添える。

野菜くずは野菜だしとして活用すればフードロスにならない！

カレーのページでも紹介しましたが、大量調理をすると、大量の野菜くずが出ます。食材はなるべくすべて使い切る、というのがフードロスにならない考え方です。メインのメニューを作りながらも、いかに野菜くずを出さないように工夫するか考えるクセをつけましょう。

いちばん簡単な野菜くずの活用法は「野菜だし」です。本来は捨ててしまう野菜のヘタや芯などの野菜くずを煮込むことで、野菜のうま味が出るだし汁になり、煮物やスープの素に使うことができます。

以下、手順を紹介します。

① 野菜くずは事前に汚れなどをよく洗い流します。
② 大きめの鍋に野菜くずと野菜くずが浸るくらいの水を入れ、とろ火で30分程煮込みます。
③ 灰汁（あく）は取らなくても大丈夫。最後にザルなどでこします。
④ できれば5種類以上の野菜くずを入れると旨味が出ます。
⑤ 玉ねぎの皮はぜひ加えていただきたい食材です。
⑥ キャベツの芯や茎は繊維が残ると異物と間違えられるので、細かく切ってから煮るようにしましょう。
⑦ すぐに使わない場合は、密閉容器に入れて冷蔵保存すれば3日もちます。冷凍保存した場合は、1か月ほどで使い切りましょう。

野菜だしは煮込んでいるうちに野菜独特の香りが立ってきます。できあがりの目安にしましょう。大量調理では頻繁に味見ができないため、できあがったかどうかを香りで判断できるようにするのがベスト。万が一タイマーをかけ忘れても、見た目や香りで判断できれば失敗も防げます。

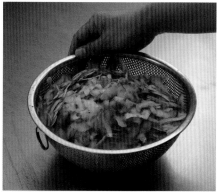

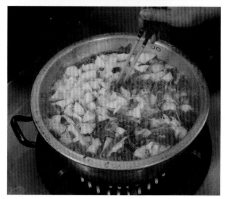

肉・魚の調理

肉・魚の大量調理は、味がからみやすいように野菜などほかの具材にも下味をつけておくのがコツ。150人分以上の調理になる場合は、上手に冷凍食品を使って、盛り付けもアレンジする工夫が時短と節約のポイントです。

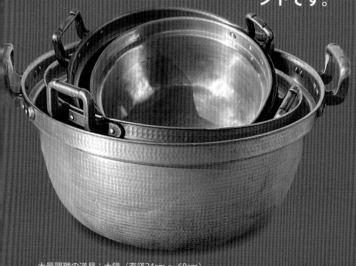

大量調理の道具：大鍋（直径24cm〜60cm）

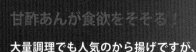

彩り野菜とチキンの中華甘酢あん

大量調理でも人気のから揚げですが、なかなかアレンジの幅がないのが悩み。季節の野菜をふんだんに使った甘酢あんをかけ合わせることで、いつものから揚げが、彩りよく食欲そそるメニューになります。野菜もから揚げも冷凍食品を上手く活用することで、大量調理に対応できます。

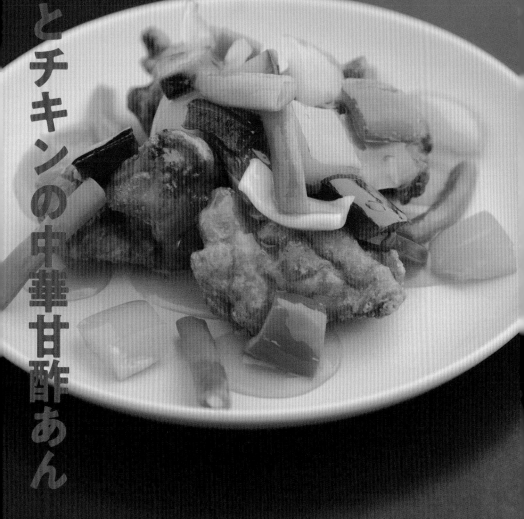

材料

	30人分	150人分
鶏の唐揚げ（冷凍）	2.7kg	13.5kg
玉ねぎ	600g	3kg
赤パプリカ（冷凍可）	500g	2.5kg
黄色パプリカ（冷凍可）	350g	1.75kg
緑ピーマン（冷凍可）	200g	1kg
人参	160g	800g
なす（冷凍可）	100g	500g
竹の子（水煮可）	100g	500g
いんげん（冷凍可）	60g	300g
揚げ油（サラダ油）	適量	適量
【A】		
水	450g	2.25kg
酢	300g	1.5kg
砂糖	450g	2.25kg
醤油	150g	750g
鶏ガラスープの素（顆粒）	36g	180g
ごま油	9g	45g
片栗粉	45g	225g
溶き水	45g	225g

150人分材料費：15,935円（税抜）

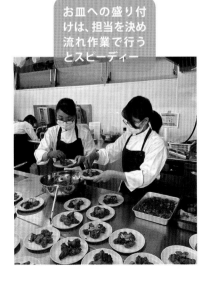

お皿への盛り付けは、担当を決め流れ作業で行うとスピーディー

手順

30人分の調理方法

1. なすは厚めのスライス、水にさらしアクを抜く。
2. 玉ねぎ・ピーマンは角切り、人参はいちょう切り、竹の子はスライスする。
3. いんげんを茹で、冷水で手早く冷まし、ひと口大にカットしておく。
4. 鶏の唐揚（冷凍）を袋の表示通りに揚げる。（もも肉をカットして唐揚げを調理してもよい）
5. 鍋に【A】を入れ、ひと煮立ちさせる。
6. 別の鍋で人参、竹の子、玉ねぎ、なすの順に入れて炒める。
7. ⑥に⑤を入れてひと煮立させた後、酢を加えて再び煮立たせ、ピーマンを加える。片栗粉でとろみをつける。
8. ④に⑦をかけ、③を散らす。

150人分の調理方法

1. なすは厚めのスライス、水にさらしアクを抜く。
2. 玉ねぎ・ピーマンは角切り、人参はいちょう切り、竹の子はスライスする。
3. スチームモード100℃に予熱したスチコンで、玉ねぎ、人参を2分加熱。いんげんは1分加熱後、冷水で手早く冷まし、ひと口大にカットしておく。（冷凍いんげんを使う場合は解凍せずそのまま加熱すると色がきれい）
4. 鶏の唐揚（冷凍）を袋の表示通りに揚げる。
5. 鍋に【A】を入れ、ひと煮立ちさせる。
6. ⑤に③の玉ねぎ、人参、②の竹の子を入れひと煮立ちさせた後、茄子とピーマンも入れ、酢を入れ再び軽く煮立たせ、片栗粉でとろみをつける。
7. ④に⑥をかけ、③のいんげんを散らす。

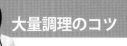

生野菜にこだわらず冷凍野菜を使ってもOK！

旬の野菜が手に入らない時期でも冷凍野菜を使えば、年間を通して献立に組み込むことができます。

お肉も冷凍や、すでにカットされたものを使えば時短になりますし、冷凍だからといって味が変わることはありません。便利な食材は取り入れていくことも大切です。

冷凍野菜は加熱のし過ぎに注意して使う

冷凍野菜は、解凍して使うと水分が出てしまい上手に仕上がりません。基本的に解凍せずそのまま調理しましょう。

また、すでに加工されているものなので鍋などに加えるタイミングも異なります。玉ねぎなど冷凍を使わないほうがよい種類もあるので、使い分けるのが秘訣です。

季節に合わせた具材に変えれば、旬を楽しめる

色鮮やかな季節野菜は、お皿の中に彩りを添えて見栄えよく料理を整えてくれます。カラフルな仕上がりに目からも元気がもらえますね。

春なら竹の子、冬なら根菜など食材をアレンジすれば、同じレシピでも見た目・味・食感が季節に合わせて楽しめます。

肉類は塩麴に漬けておくと、さらにおいしくなる

大量調理の場合には冷凍から揚げも使いますが、冷凍の鶏肉、豚肉、牛肉を使うなら、塩麴に漬け込んでおくことで肉のやわらかさが格段に変わります。こうすると麴の味がつくので調味料も少なく済みます。

金曜に冷凍肉をそのまま漬け込んでおけば、月曜日にしっかりと漬かっておいしい〝週明けメニュー〟に。

とろみは時間差でつく。水溶き片栗粉は少しずつ入れよう

鍋に水溶き片栗粉を入れてから、とろみが出るまでには少し時間がかかります。「なかなかとろみがつかないな」と思ってたくさん入れてしまうと、固まりすぎて失敗の元。最初からたくさん入れずに様子をみながら、ごく少量を加えていくようにしましょう。

食中毒を防ぐため、温度計で中心温度を量る

食材の中までしっかりと加熱できたかどうか、温度計で確認する習慣をつけましょう。見た目はこんがりとした揚げ色がついても、「中まで火が通っていなかった」ということは多々あるので、目視と香りだけを頼りにしないことです。

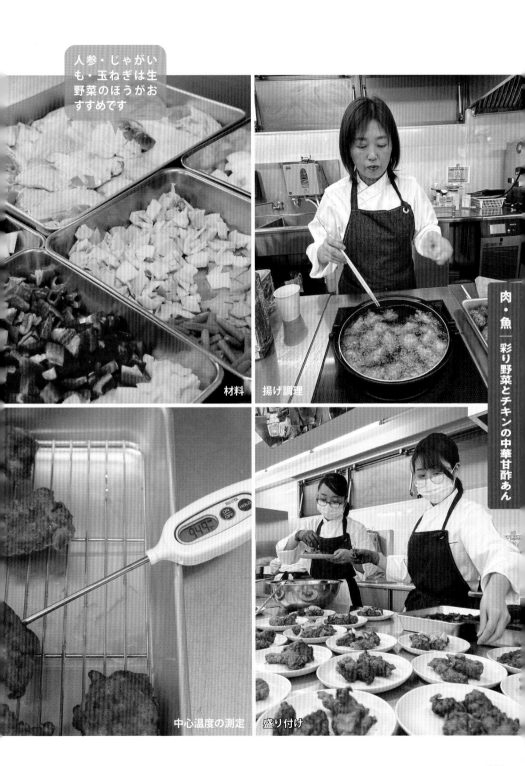

人参・じゃがいも・玉ねぎは生野菜のほうがおすすめです

材料

揚げ調理

肉・魚 ── 彩り野菜とチキンの中華甘酢あん

中心温度の測定

盛り付け

37

筑前煮（福岡郷土料理発祥）

食材ごとスチコンで煮詰める

れんこん、ごぼう、人参、里芋、鶏もも肉などの食材を別々にスチコンで煮るのが、筑前煮を大量調理するときのコツ。味をしみ込ませるために、鍋をかき回すと煮崩れてしまうので、最後の盛り付けのときに、食材をバランスよく混ぜ合わせるのがポイント。味が早くしみるように小さめにカットするようにしましょう。

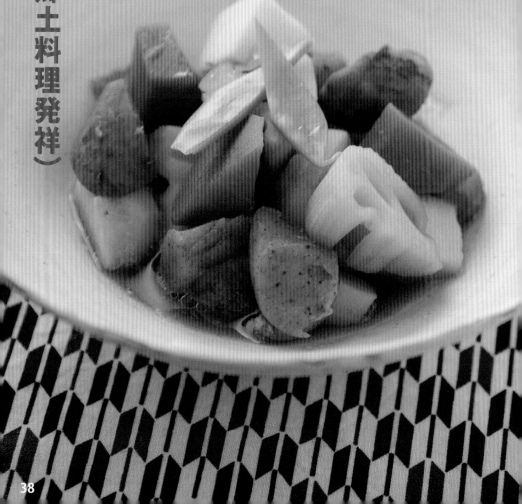

材料

	30人分	150人分
鶏もも肉	1kg	5kg
こんにゃく	600g	3kg
人参	450g	2.25kg
里芋（冷凍・水煮可）	600g	3kg
れんこん（水煮可）	600g	3kg
ごぼう	450g	2.25kg
絹さや	60g	300g
【A】		
昆布だし（顆粒）	40g	200g
醤油	200g	1kg
砂糖	200g	1kg
みりん	400g	2kg
酒	400g	2kg
水	2kg	10kg

大量調理のコツ

"どうしたら時短できるのか"を考える料理

筑前煮は、とにかくたくさん食材を切る料理です。そのため手早く調理を行うには、すでに切ってある材料や冷凍野菜を使うのが時短のコツ。皮をむくのに時間がかかる里芋は冷凍野菜にし、鶏肉もこま切れを使った方がラクに調理することができますよ。

煮崩れを防ぐため、途中のかき混ぜは厳禁

煮ている間、つい鍋をかき混ぜたくなりますが、それが煮崩れの原因に。大量に作る時ほど具材は別々に炊き分けて、後からバットの中で盛り合わせたほうがきれいに仕上がります。また、鍋だと煮崩れしやすい具材はスチコンを使うと煮崩れを防げます。

手順

30人分の調理方法

1. れんこん、ごぼう、人参、里芋はひと口大の乱切りにする。れんこん、ごぼうは水にさらして変色を防ぐ。鶏もも肉、こんにゃくはひと口大に切る。こんにゃくは下茹でする。
2. 絹さやは茹でて冷水で手早く冷まし、半分の斜め切りにする。
3. 【A】をいれた鍋に①を加えて混ぜ、落とし蓋をして中火で30分程煮る。
4. 煮汁を具材に回しかけながら、さらに中火で10分程煮詰める。
5. ④に絹さやを散らす。

150人分の調理方法

1. れんこん、ごぼう、人参、里芋はひと口大の乱切りにする。れんこん、ごぼうは水にさらして変色を防ぐ。鶏もも肉、こんにゃくはひと口大に切る。こんにゃくは下茹でする。
2. 絹さやは茹でて冷水で手早く冷まし、半分の斜め切りにする。
3. 鍋に【A】を入れ、ひと煮立ちさせる。
4. ホテルパンに①と③を入れて混ぜ合わせる。鶏もも肉はほぐしながら入れる。
5. スチコンをコンビモード（100%）130℃に予熱する。④に蓋をして30分加熱する。
6. ⑤に絹さやを散らす。

肉・魚｜筑前煮

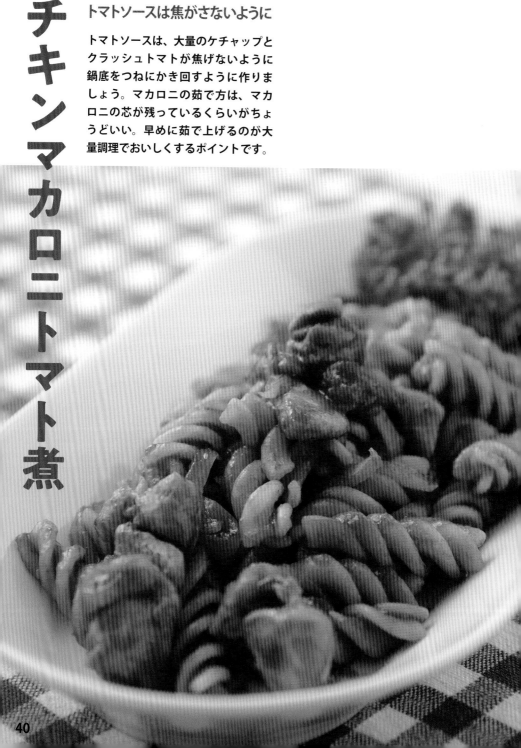

チキンマカロニトマト煮

トマトソースは焦がさないように

トマトソースは、大量のケチャップとクラッシュトマトが焦げないように鍋底をつねにかき回すように作りましょう。マカロニの茹で方は、マカロニの芯が残っているくらいがちょうどいい。早めに茹で上げるのが大量調理でおいしくするポイントです。

材料

	30人分	150人分
鶏もも肉	750g	3.75kg
玉ねぎ	450g	2.25kg
マカロニ	600g	3kg
トマト缶(ダイスカット)	450g	2.25kg
トマトケチャップ	200g	1kg
【A】		
バター	110g	550g
おろしにんにく	2g	10g
鶏ガラスープの素(顆粒)	10g	50g
コンソメ (顆粒)	5g	25g
砂糖	12g	60g
パセリ	10g	50g

大量調理のコツ

マカロニに下味は必要なし

マカロニサラダのように和えたり、薄味の料理はマカロニに下味をつける必要がありますが、このトマト煮の場合は、味が濃くて煮込む工程があるので、下味が不要になります。

スパイラル状のマカロニがおすすめ

大量調理の場合、味の絡まり具合は大事なポイント。マカロニの形状は、スパイラル状ならソースが絡みやすいので、大量調理には適しています。

手順

30人分の調理方法

1. 鶏もも肉はひと口大、玉ねぎはスライス、パセリは粗みじんにしておく。
2. トマト缶とトマトケチャップを鍋に合わせ入れて、焦げないように混ぜながら弱火にかけ、トマトベースを作る。
3. 鍋にたっぷりの水を沸騰させ、マカロニを固茹でにし、湯切りする。
4. 玉ねぎを軽く炒め、鶏肉をほぐしながら加え、【A】を入れてさらに炒める。
5. ④にマカロニを加えて炒める。
6. ⑤にトマトベースを入れて、混ぜながら中火で加熱する。
7. ⑥にパセリを添える。

150人分の調理方法

1. 鶏もも肉はひと口大、玉ねぎはスライス、パセリは粗みじんにしておく。
2. トマト缶とトマトケチャップを鍋に合わせ入れて、焦げないように混ぜながら弱火にかけ、トマトベースを作る。
3. 鍋にたっぷりの水を沸騰させ、マカロニを固茹でにし、茹で上がったら氷水で洗いぬめりを取る。ザルにあげて水を切り、適量のサラダ油を回しかける。
4. 玉ねぎを軽く炒め、鶏肉をほぐしながら加え、【A】を入れてさらに炒める。
5. ④にマカロニを加えて炒める。
6. ⑤にトマトベースを入れて、混ぜながら中火で加熱する。
7. ⑥にパセリを添える。

肉じゃが

じゃがいもは煮崩れさせない

肉じゃがを作るとき、じゃがいもを大きくカットしてしまうと、火が通りにくく、味のしみ込みに時間がかかってしまいます。大鍋で煮崩れを防ぐためにも、小さめにカットすると、出来上がりに違いが出ます。子どもの場合、野菜は小さめのほうが食べやすいでしょう。

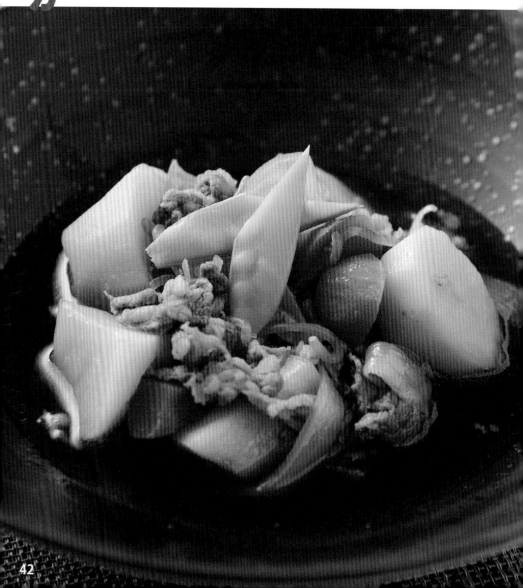

材料

	30人分	150人分
牛こま切れ肉（豚こま切れ肉も可）	1.5kg	7.5kg
じゃがいも	1.5kg	7.5kg
人参	450g	2.25kg
玉ねぎ	600g	3kg
しらたき	600g	3kg
絹さや	60g	300g
水	4.5kg	22kg
【A】		
鰹だし（顆粒）	10g	50g
昆布だし（顆粒）	5g	25g
砂糖	135g	660g
みりん	180g	880g
醤油	360g	1.76kg

大量調理のコツ

蓋をして蒸らすと味が染み込む

150人前以上の大量調理では、材料はすべて別々に火を入れます。スチコンを使う場合は、ホテルパンに蓋をして加熱すると、味が染み込みやすくなります。

じゃがいもは最後に盛りつける

大量調理で肉じゃがを作るときは、主役であるじゃがいもは最後に盛り付けると、ほかの食材とのバランスが良くなります。

手順

30人分の調理方法

1. 玉ねぎはくし形、人参・じゃがいもはひと口大の乱切りにする。
2. しらたきは食べやすい長さに切って下茹でする。
3. 絹さやは茹でて冷水で冷まし、半分の斜め切りにする。
4. 人参、じゃがいも、玉ねぎの順に、玉ねぎの表面が透き通るくらいまで炒める。【A】、水、牛こま切れ肉をほぐし入れて強火でひと煮立ちさせる。
5. ④に②を入れてアクを取りながら中火で10分程煮る。
6. ⑤に③の絹さやをのせる。

150人分の調理方法

1. 玉ねぎはくし形、人参・じゃがいもはひと口大の乱切りにする。
2. しらたきは食べやすい長さに切って下茹でする。
3. 絹さやは斜め切りにする。
4. スチコンをスチームモード100℃に予熱し、人参、じゃがいもを8分程加熱する。絹さやは1分程加熱して、手早く冷ます。
5. スチコンをコンビモード（50%）160℃に予熱し、ホテルパンに【A】と絹さや以外の具材と水を入れて混ぜる。牛こま切れ肉はほぐし入れる。
6. ⑤にクッキングペーパーで落とし蓋をし、さらにホテルパンに蓋をして30分加熱する。
7. ⑥に④の絹さやをのせる。

豚しゃぶごまダレ

豚肉は冷凍を使わない

大量調理では、冷凍の豚肉を使いたくなりますが、解凍に時間がかかるのと、茹でたときに豚肉の臭みが出てしまうので、豚しゃぶではあまりおすすめしません。豚しゃぶは豚肉本来のうま味を味わう料理なので、冷凍肉は使わないほうが、おいしく仕上がります。

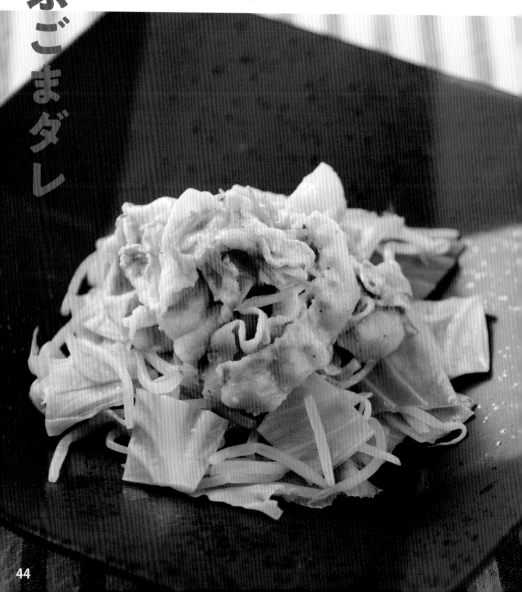

材料

	30人分	150人分
豚しゃぶ用スライス肉 （豚こまでもよい）	1kg	5kg
キャベツ	750g	3.75kg
人参	75g	375g
もやし	600g	3kg
塩（もやし下味用）	3g	15g
コンソメ（顆粒） （キャベツ下味用）	25g	125g
【A】		
ごまドレッシング （マヨネーズベース）	50g	250g
コンソメ（顆粒）	8g	40g
ごまペースト	50g	250g
マヨネーズ	70g	350g

大量調理のコツ

豚肉を茹でるときは沸騰したお湯で

豚肉を茹でるときは、しっかり沸騰したお湯を使いましょう。沸騰しきらないお湯で茹でると豚肉が固くなってしまいます。

たれはゴマペーストを使うと簡単

大量調理の場合、たれはごまペーストを使うことで簡単に手早くできるのでおすすめです。

手順

30人分の調理方法

1. キャベツはひと口大、人参は千切りにする。
2. 豚しゃぶ用スライス肉は熱湯で完全に火を通し、冷ます。
3. もやし、キャベツはそれぞれサッとゆいて冷ます。もやしは塩で、キャベツはコンソメで下味をつける。
4. 【A】を混ぜ合わせてごまダレを作る。②に和える。
5. ③を混ぜ合わせ、上に④を盛りつける。

150人分の調理方法

1. キャベツはひと口大、人参は千切りにする。
2. 豚しゃぶ用スライス肉は熱湯で完全に火を通し、冷ます。
3. もやし、キャベツはそれぞれサッとゆいて冷ます。もやしは塩で、キャベツはコンソメで下味をつける。
4. 【A】を混ぜ合わせてごまダレを作る。②に和える。
5. ③を混ぜ合わせ、上に④を盛りつける。

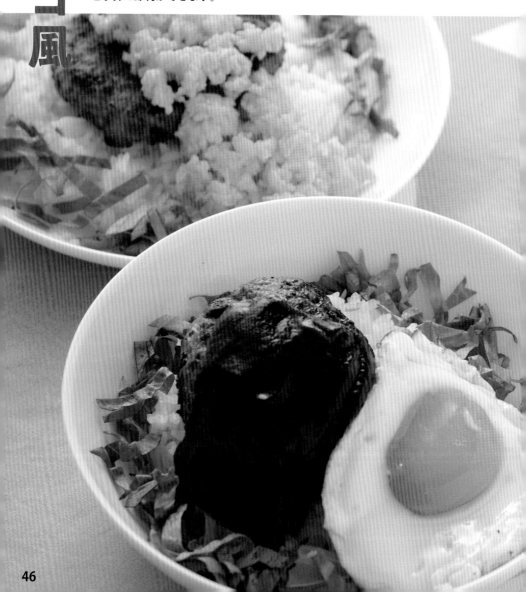

ロコモコ風

150人分以上は冷凍ハンバーグで

30人分までは手作りハンバーグでもよいですが、150人分以上は冷凍ハンバーグで対応すると効率よく調理できます。卵も30人分までは目玉焼き、それ以上の人数の場合は、スクランブルエッグで対応すると、調理時間の短縮と予算の節約ができます。

材料

	30人分	150人分
精白米	2.7kg	13,5kg
卵（目玉焼き用）	30個	—
溶き卵（Mサイズ約30個分）	—	1.5kg
レタス・グリーンリーフ	450g	2.25kg
水菜	100g	500g
冷凍ハンバーグ（1個100g）	—	150個
【A】		
牛豚合挽肉	3.375kg	
玉ねぎ	1.125kg	
豆腐	1.125kg	
溶き卵（Mサイズ約4個分）	190g	
しいたけ（冷凍可）	225g	
パン粉	75g	
砂糖	95g	30g
コンソメ（顆粒）	40g	
鶏ガラスープの素（顆粒）	20g	
塩	8g	6g
オールスパイス	0.75g	
牛乳	—	600g
マヨネーズ	—	90g
マーガリン	—	60g
【B】		
ケチャップ	1kg	5kg
中濃ソース	400g	2kg

大量調理のコツ

作る人数によってアレンジいろいろ

150人以上の大量調理の場合、ハンバーグの上にのせる玉子は、スチコンで焼いてからホイッパーで混ぜてスクランブルエッグにします。

ソースはシンプルにケチャップと中濃ソースで作ると時短になります。

手順

30人分の調理方法

1. 玉ねぎはみじん切りにして、飴色になるまでよく炒める。米は炊いておく。
2. ボウルに【A】を入れて粘りが出るまでよく混ぜ合わせる。ひとまとめにして冷蔵庫で30分程休ませる。
3. レタス、グリーンリーフはちぎり、水菜は2cm幅に切る。
4. 目玉焼きを作る。
5. ②を小判型に成形し、フライパンで焼く。
6. フライパンから⑤を取り出した後、【B】を入れて火にかけてソースを作る。
7. 器にご飯を盛り、焼き上がったハンバーグをのせソースをかける。目玉焼きをのせ、まわりに③を盛りつける。

150人分の調理方法

1. ホテルパンに【A】を入れて混ぜる。米は炊いておく。
2. スチコンをコンビモード（100%）140℃に予熱し、①のホテルパンに溶き卵を入れ蓋をして10分加熱する。
3. レタス、グリーンリーフはちぎり、水菜は2cm幅に切る。
4. ②を取り出し、ホイッパーで細かく撹拌してスクランブルエッグを作る。
5. スチコンをコンビモード（40%）120℃に予熱する。ホテルパンに冷凍ハンバーグを並べ、15分焼く。
6. 鍋に【B】を入れ、焦がさないよう火にかけてソースを作る。
7. 器にご飯を盛り、焼き上がったハンバーグをのせソースをかける。④をのせ、まわりに③を盛りつける。

肉・魚─ロコモコ風

鮭のちゃんちゃん焼き（北海道郷土料理）

鮭の焼き方がおいしくなるコツ

鮭の半身をドーンと使った大量調理ならではの醍醐味！ 鮭は冷凍のまま軽く下焼きをすることで、余分な水分が飛んで解凍時間の短縮に。下焼きでは、鮭を焼く向きも大事なポイント。皮のあるほうを下に焼いてしまうと、バットに皮がくっついてしまうので、注意しましょう。

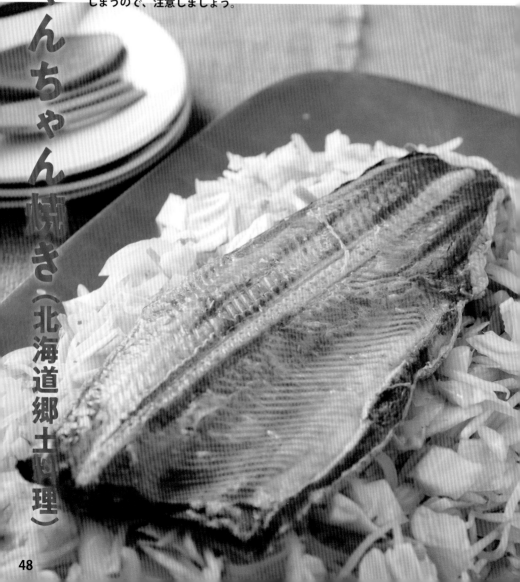

材料

	30人分	150人分
鮭フィレ（1.5kg 相当）	1枚	5枚
玉ねぎ	600g	3kg
キャベツ	600g	3kg
人参	90g	450g
もやし	600g	3kg
【A】		
鶏ガラスープの素（顆粒）	18g	90g
コンソメ（顆粒）	15g	75g
おろしにんにく	3g	15g
【B】		
味噌	360g	1.8kg
みりん	180g	900g
酒	150g	750g
砂糖	30g	150g

大量調理のコツ

鮭は下焼きして解凍時間を節約

鮭は冷凍のまま、一度軽く下焼きすることで、余分な水分を飛ばすことができ、解凍する時間が省けます（時間の余裕がある場合は、解凍してください）。

大量調理ではスチコンで焼く

鮭の半身（フィレ）をそのまま調理する場合は、やはりスチコンを使うのがおすすめ。もしスチコンがない場合は、鮭をカットしてフライパンで焼いてもOKです。

手順

30人分の調理方法

① 玉ねぎはくし形切り、人参は短冊切り、キャベツは角切りにする。

② 人参、玉ねぎの順に、玉ねぎの表面が透き通るまで炒める。【A】を入れ、キャベツ、もやしの順に加えて炒める。

③ 鮭フィレを焼く。

④ 鍋に【B】を入れて弱火にかけ、味噌ダレを作る。

⑤ ②を盛りつけ、③をのせ、④をかける。

150人分の調理方法

① 玉ねぎはくし形切り、人参は短冊切り、キャベツは角切りにする。

② 人参、玉ねぎの順に、玉ねぎの表面が透き通るまで炒める。【A】を入れ、キャベツ、もやしの順に加えて炒める。

③ スチコンのコンビモード（50%）200℃に予熱する。

④ ホテルパンに薄くサラダ油（分量外）を塗り、骨を下にして鮭フィレを置いて25分加熱する。

⑤ 鍋に【B】を入れて弱火にかけ、味噌ダレを作る。

⑥ ②を盛りつけ、④をのせ、⑤をかける。

肉・魚｜鮭のちゃんちゃん焼き

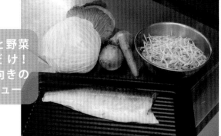

鮭フィレと野菜を焼くだけ！大量調理向きの豪快なメニュー

冷凍保存するときは、しっかり水気を切って密封する

大量調理では、ときに作った料理があまることがあります。その際は冷蔵庫または冷凍庫で保存しておきましょう。味がしっかりしみ込むので、さらにおいしくなります。

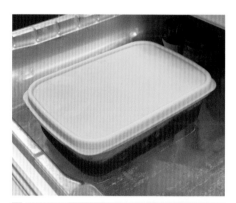

本書で紹介した30レシピのうち、保存できるメニューと保存できる期間の目安は以下になります。参考にしてみてください。

○ 「肉じゃが」「筑前煮」：冷蔵庫で2〜3日。
○ 「切り干し大根煮」「きんぴらごぼう」「カレー」：冷蔵庫で2〜3日、冷凍庫で7日くらい。
○ 「卵蒸しケーキ」「大根餅」「手作ハンバーグ」：冷凍庫で7日くらい。

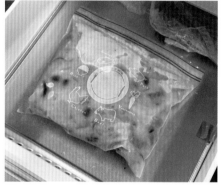

保存の仕方は、しっかり密封できるジップロックなどの食料保存袋がおすすめです。冷凍する前に気を付けることは、

① 食材がしっかり冷めてから
② しっかり水けを切って、保存袋の空気を抜き、密封すること。
③ そのほかの容器を使用する際は、衛生状態がきちんとしてあるものをご使用ください。煮沸消毒した瓶、アルコール消毒したタッパーなど、衛生管理は必須です。

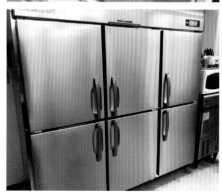

保存期間はあくまでも目安です。保存管理を含めて、自己責任でお願いします。
また大量調理でできたお料理は、残らないように盛り付ける工夫をしましょう。

※画像はイメージです。

卵・豆腐・春雨の調理

卵を使ったメニューは、具材をホテルパンに流し入れて、スチコンで一気に蒸し焼きして作るので大量調理に最適。季節に合った食材を選んで、アレンジしましょう。豆腐はかさ増しにもなり、食べ応えも十分です。

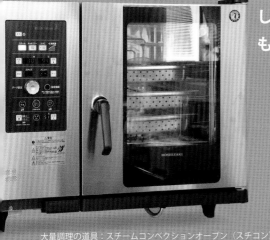

大量調理の道具：スチームコンベクションオーブン（スチコン）

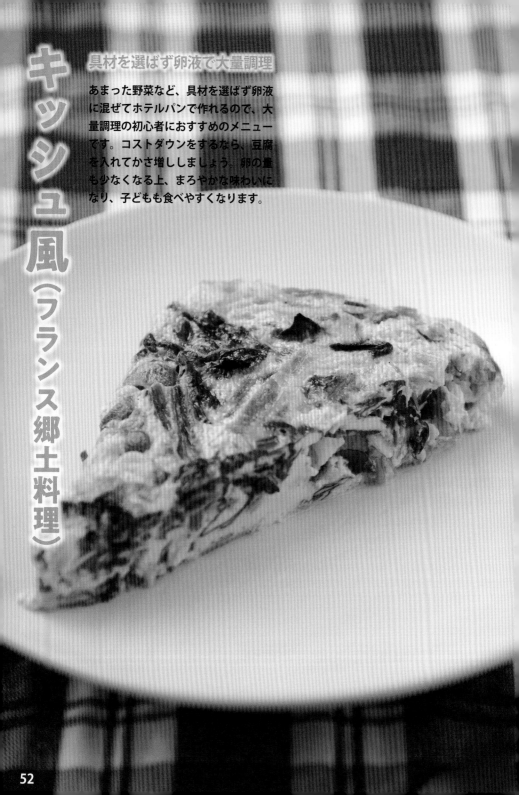

キッシュ風（フランス郷土料理）

あまった野菜など、具材を選ばず卵液に混ぜてホテルパンで作れるので、大量調理の初心者におすすめのメニューです。コストダウンをするなら、豆腐を入れてかさ増ししましょう。卵の量も少なくなる上、まろやかな味わいになり、子どもも食べやすくなります。

材料

	30人分	150人分
玉ねぎ	300g	1.5kg
パプリカ(赤)(冷凍可)	90g	450g
ベーコン	150g	750g
ほうれん草(冷凍可)	300g	1.5kg
溶き卵 (※Mサイズ約15個分)	750g (※)	3.75kg
【A】		
牛乳	400g	2kg
鶏ガラスープの素 (顆粒)	4g	20g
コンソメ (顆粒)	15g	75g

150人分材料費：5,667円（税抜）

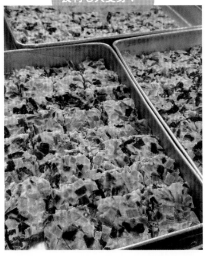

彩りを意識すれば、冷蔵庫の残り食材も大変身！

手順

30人分の調理方法

1. 玉ねぎは粗めのみじん切り、パプリカ、スライスベーコンは角切り、ほうれん草は食べやすい長さに切る。
2. ほうれん草はサッと茹でて水切りする。玉ねぎもサッと炒めておく。
3. 溶き卵に【A】を加えてよく混ぜる。
4. 型にサラダ油（分量外）を塗り、すべての具材を入れて③を流し込む。
5. 180℃に予熱したオーブンで、④を20分焼く。

150人分の調理方法

1. 玉ねぎは粗めのみじん切り、パプリカ、スライスベーコンは角切り、ほうれん草は食べやすい長さに切る。
2. ほうれん草はサッと茹でて水切りする。玉ねぎもサッと炒めておく。
3. 溶き卵に【A】を加えてよく混ぜる。
4. 型にサラダ油（分量外）を塗り、すべての具材を入れて③を流し込む。
5. スチコンをコンビモード（100%）180℃に予熱し、④を10分焼く。表面が焦げる場合はアルミホイルをかぶせて調整する。

卵・豆腐・春雨｜キッシュ風

53

パイシートを使わない簡単キッシュ

パイシートを使うと生地を焼く工程がひとつ増えるので、本書では卵液に具材を混ぜて焼くだけの簡単キッシュを紹介しました。150人分くらいまでならバットでも十分作れますが、500人分など食数が多ければホテルパンに直接流し込んだほうがラクに調理できます。

冷蔵庫のお掃除メニュー。具材は何でもOK！

具材をたくさん切らないといけないので仕込みの手間はかかりますが、どんな具材を入れてもおいしくできるので、冷蔵庫にある余り野菜などを一気に消費できる便利メニューです。卵の黄色に赤や緑の食材が映えるので、彩りを意識して具材を決めるのもいいですね。

かさ増しすれば低コストでボリュームも満点

卵だけで作ると材料費は高くなってしまうので、予算を抑えたい場合は豆腐を入れてかさ増ししましょう。水切りした豆腐を角切りにして卵液に混ぜれば、卵の量は少なく済みます。卵の密度は減りますが、まろやかでコクのある味わいに。ぜひ一度試してみてください！

卵液はこして殻を除くのがベスト

大量に卵を割るため、割りほぐした際に卵の殻などが残っている恐れがあり、そのまま食べると口触りが悪くなることも。異物が混入していないかどうかを確認するためには、卵液をザルでこしておくと安心です。

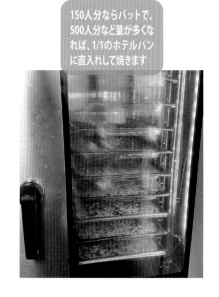

150人分ならバットで、500人分など量が多くなれば、1/1のホテルパンに直入れして焼きます

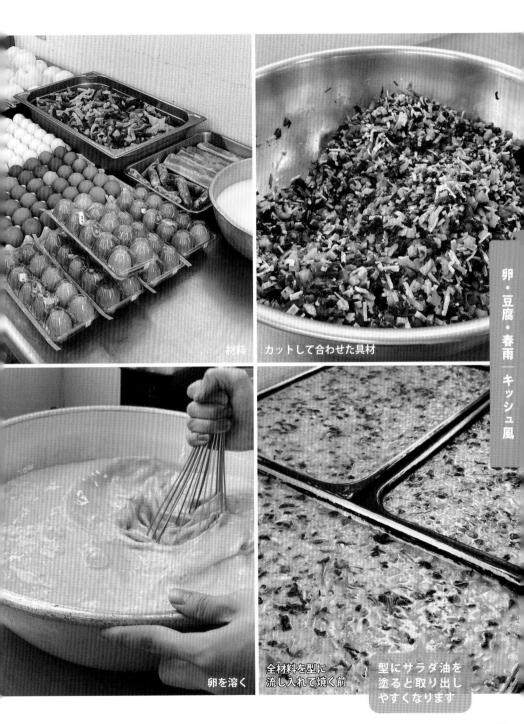

材料 カットして合わせた具材

卵・豆腐・春雨─キッシュ風

卵を溶く

全材料を型に
流し入れて焼く前

型にサラダ油を
塗ると取り出し
やすくなります

麻婆豆腐

豆腐は加熱しておくと型崩れしない

豆腐は先に加熱しておくと、型崩れしません。30人分なら鍋にたっぷりのお湯で、150人分以上ならスチコンを使って加熱しておきましょう。このひと手間をかけるだけで、豆腐に弾力が出るだけでなく、麻婆とも味が絡みやすくなります。

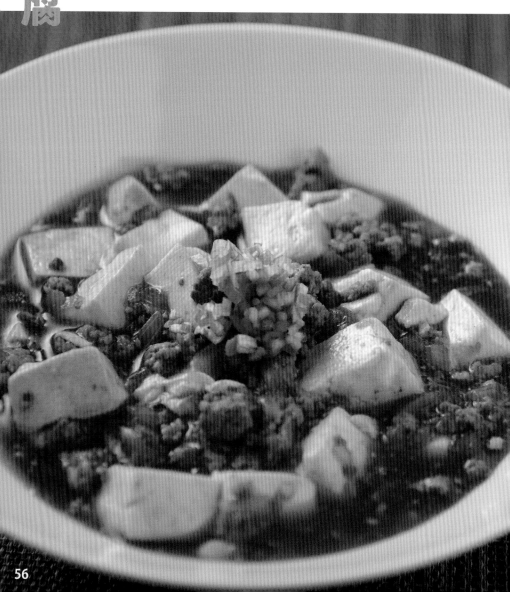

材料

	30人分	150人分
木綿豆腐	3kg	15kg
豚挽肉	900g	4.5kg
玉ねぎ	750g	3.75kg
ねぎ	75g	375g
おろし生姜	18g	90g
おろしにんにく	18g	90g
水	1kg	5kg
【A】		
甜面醤	120g	600g
豆板醤	80g	400g
味噌	100g	500g
鶏ガラスープの素（顆粒）	30g	150g
砂糖	90g	450g
ウェイパー	10g	50g
ごま油	10g	50g
醤油	10g	50g
片栗粉	90 g	450g
溶き水	90 g	450g

大量調理のコツ

にんにくと生姜で油に香りづけする

すりおろしたにんにくと生姜は、焦げないように注意しながら油に香りをつけておきます。豆腐と麻婆を混ぜるときに味に深みが出ます。

玉ねぎはみじん切りしたら即炒める

玉ねぎはフードプロセッサーでみじん切りしたらすぐ炒めるのがコツ。時間をおくと苦味が出るのと、香りもよくないので注意しましょう。

手順

30人分の調理方法

① 玉ねぎ、ねぎは粗めのみじん切りにする。豆腐は1㎝四方の角切りにして湯通しする。

② 鍋に多めのサラダ油（分量外）を入れておろしにんにく、おろし生姜を焦げないように炒める。玉ねぎを入れてさらに炒め、豚挽肉を加えて炒め合わせる。

③ ②に水と【A】を加えて煮立たせる。豆腐を入れて潰れないようにかき混ぜ、再び煮立たせる。

④ ③に水溶き片栗粉でとろみをつけ、ねぎをのせる。

150人分の調理方法

① 玉ねぎはフードプロセッサーでみじん切り、ねぎは粗めのみじん切りにする。

② スチームモード100℃に予熱したスチコンで、豆腐を10分加熱する。加熱後1㎝四方の角切りにする。

③ 鍋に多めのサラダ油（分量外）を入れておろしにんにく、おろし生姜を焦げないように炒める。玉ねぎを入れてさらに炒め、豚挽肉を加えて炒め合わせる。

④ ③に水と【A】を加えて煮立たせる。豆腐を入れて潰れないようにかき混ぜ、再び煮立たせる。

⑤ ④に水溶き片栗粉でとろみをつけ、ねぎをのせる。

卵・豆腐・春雨―麻婆豆腐

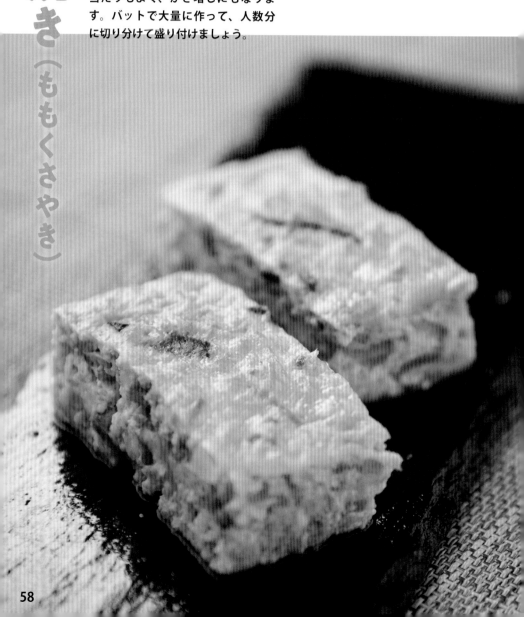

百草焼き（ももくさやき）

百草焼きは、名前の通り、玉ねぎ、にんじん、しいたけ、ひじきなど具材は何を入れてもOKなので、大量調理にはもってこいのメニューです。木綿豆腐をつぶして混ぜることで、口当たりもよく、かさ増しにもなります。バットで大量に作って、人数分に切り分けて盛り付けましょう。

材料

	30人分	150人分
玉ねぎ	300g	1.5kg
鶏挽肉	300g	1.5kg
乾燥ひじき	2g	10g
人参	90g	450g
いんげん（冷凍可）	60g	300g
しいたけ（冷凍可）	90g	450g
木綿豆腐	600g	3kg
溶き卵 （※Mサイズ約10個分）	495g （※）	2.475kg
【A】		
白だし	33g	165g
砂糖	34g	170g
鰹だし（顆粒）	27g	135g
昆布だし（顆粒）	7g	35g

大量調理のコツ

調味料は先に混ぜてから溶き卵を

白だしと、顆粒の鰹だし、昆布だしは事前に混ぜておいてから、溶いた卵に入れるとダマになりません。味つけは、だしの代わりにコンソメでもOKです。

豆腐は水けをよく切ってから混ぜる

木綿豆腐は前もって火入れをしません。その分、事前に水気をよく切っておきましょう。焼いたときに水分で崩れることを防ぎます。

手順

30人分の調理方法

1. 乾燥ひじきはたっぷりの水で戻した後、水切りする。豆腐は水切りし、卵は割りほぐしておく。
2. 玉ねぎ、人参、しいたけは粗めのみじん切り、いんげんは小口切りにする。
3. ボウルに【A】を入れ、よく溶かしてから溶き卵を加えて混ぜる。豆腐をつぶしながら加えてさらに混ぜる。
4. 別のボウルに鶏挽肉、ひじき、②を入れてよく混ぜ、③を加えてさらに混ぜる。
5. 角型のフライパンでじっくりと焼く。

150人分の調理方法

1. ①～②は〔30人分〕と同様。
2. スチームモード（100%）100℃に予熱したスチコンで、玉ねぎを2分加熱する。
3. ボウルに【A】を入れ、よく溶かしてから溶き卵を加えて、豆腐をつぶしながら加えてさらに混ぜる。
4. 別のボウルに鶏挽肉、ひじき、②、③を入れてよく混ぜ、④を加えてさらに混ぜる。
5. ホテルパンにサラダ油（分量外）を塗り、⑤を流し入れる。
6. スチコンをコンビモード（100%）150℃に予熱後、15分焼く。

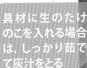

具材に生のたけのこを入れる場合は、しっかり茹でて灰汁をとる

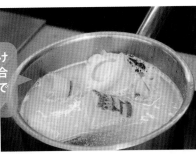

59

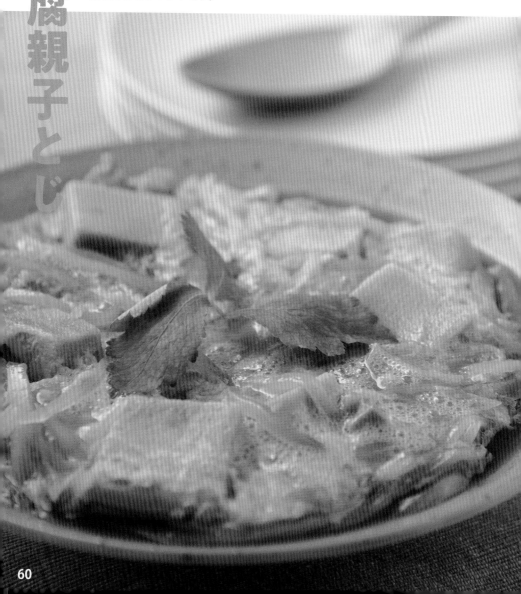

高野豆腐親子とじ

食べごたえのある人気メニュー

ヘルシーでやさしい味付けの高野豆腐親子とじは、ボリュームがあって満腹感もあり、大量調理のメニューとしてピッタリ。卵を使うので半生にならないように、バットに具材を入れたら蓋をして「蒸らし煮」するのがおいしく調理できるポイントです。

材料

	30人分	150人分
高野豆腐（サイコロ）	240g	1.2kg
玉ねぎ	450g	2.25kg
鶏もも肉	900g	4.5kg
三つ葉	0.8 束	4 束
溶き卵（※Mサイズ約12個分）	600g（※）	3kg
水	1kg	5kg
【A】		
和風だし（顆粒）	20g	100g
醤油	80g	400g
みりん	30g	150g
砂糖	45g	225g
片栗粉	20g	100g
溶き水	20g	100g

大量調理のコツ

大袋の高野豆腐は水に戻さないタイプも

150人分以上の大量調理の場合は、水に戻さないでそのまま使う高野豆腐を使ってもいいでしょう。大袋のものは、サイコロ状で切る手間もちぎる手間もないので便利。

バットに蓋をして蒸らし煮する

バットに具材を入れたらアルミホイルで蓋を作り、蒸らし煮します。卵にしっかり火が入り、ふっくら仕上がります。

手順

30人分の調理方法

① バットにアルミホイルを巻き、蓋を準備する（専用の蓋がない場合には、アルミホイルなどで代用）。片栗粉は溶き水で溶いておく。

② 高野豆腐は水に戻し、水切りをしておく。卵は割りほぐす。玉ねぎはスライス、鶏肉はひと口大、三つ葉は食べやすい大きさに切る。

③ 鍋に水と【A】を入れてひと煮立ちさせる。高野豆腐を加えて煮汁を含ませた後、鶏肉をほぐし入れる。さらにひと煮立ちさせる。

④ ③に玉ねぎを入れてひと煮立ちさせた後、水溶き片栗粉を加えて中火で温める。

⑤ ④をバットに入れ、溶き卵を表面全体にまんべんなくそっと流しかける。蓋をして蒸らしながら煮る。食べる前に三つ葉をのせる。

150人分の調理方法

①〜③ は〔30人分〕と同様。

④ バットに③の具材だけを取り出しておく。

⑤ 煮汁の入った鍋に水溶き片栗粉を入れて混ぜる。煮汁が不足している場合は追加する。

⑥ ④に⑤を入れ混ぜ、溶き卵を表面全体にまんべんなくそっと流しかける。蓋をして蒸らしながら煮る。食べる前に三つ葉をのせる。

卵・豆腐・春雨──高野豆腐親子とじ

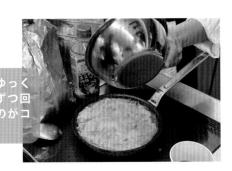

溶き卵はゆっくりと少しずつ回しいれるのがコツ

春雨サラダ

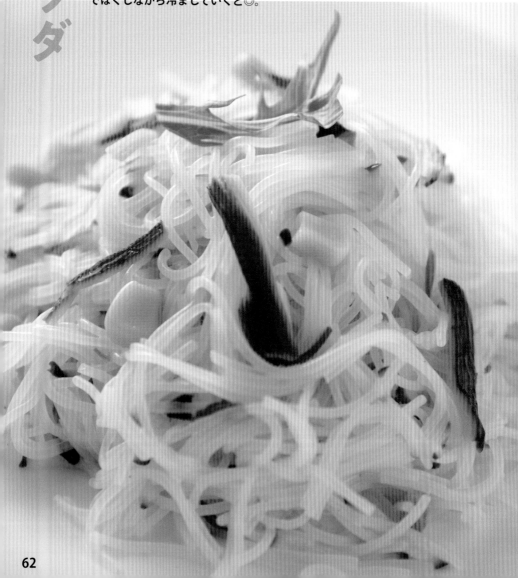

春雨は茹でた後にくっついて固まるので、水を切ったらしっかりと粗熱を取りましょう。表面はすぐに冷めますが、中のほうが冷めていないことも多く、夏場には痛みが早くなるので注意が必要です。春雨の中のほうの温度を確認しながら、春雨を手でほぐしながら冷ましていくと◎。

材料

	30人分	150人分
春雨	600g	3kg
桜漬け	90g	450g
コーン （水煮／冷凍も可）	90g	450g
かにかまぼこ	120g	600g
きゅうり	30g	150g
人参	45g	225g
水菜	30g	150g
コンソメ（顆粒）	30g	150g
【A】		
マヨネーズ	150g	750g
砂糖	10g	50g

大量調理のコツ

調味料は春雨にまんべんなく混ぜる

大量調理で春雨の量が多くなるほど、調味料は一カ所に入れないように。調味料を全体にまんべんなく混ぜないと、春雨がお団子状態にかたまってしまいます。

春雨を茹でるのは当日に

春雨を大量調理するとき、前日に茹でて中の温度がさめないまま冷蔵庫に入れてしまうと、傷んでしまうことがあります。できれば当日、茹でるようにしましょう。

手順

30人分の調理方法

① きゅうり、人参、かにかまぼこ、桜漬けは千切り、水菜は食べやすい長さに切る。コーンは水切りする。（冷凍コーンを使う場合、30人分なら湯通しする）

② 春雨はたっぷりのお湯で茹で戻して冷ます。コンソメで下味をつける。

③ ②に水菜以外の材料と【A】を加えて和える。

④ 器に盛り、上から水菜を散らす。

150人分の調理方法

① きゅうり、人参、かにかまぼこ、桜漬けは千切り、水菜は食べやすい長さに切る。コーンは水切りし、コンソメで下味をつける。（冷凍コーンを使う場合、スチコンをスチームモード100℃に予熱後、1分加熱してから冷ます）。

② 春雨はたっぷりのお湯で茹で戻してから冷ます。コンソメで下味をつける。

③ ②に水菜以外の材料と【A】を加えて和える。

④ 器に盛り、上から水菜を散らす。

卵・豆腐・春雨―春雨サラダ

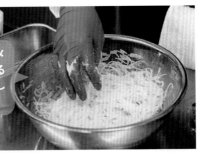

春雨はコンソメで下味をつけるとさらにおいしくなる

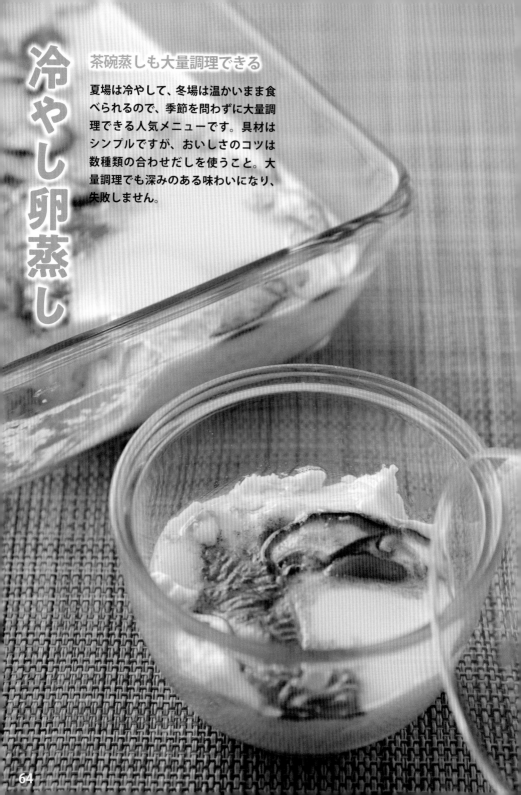

冷やし卵蒸し

夏場は冷やして、冬場は温かいまま食べられるので、季節を問わずに大量調理できる人気メニューです。具材はシンプルですが、おいしさのコツは数種類の合わせだしを使うこと。大量調理でも深みのある味わいになり、失敗しません。

材料

	30人分	150人分
絹豆腐	600g	3kg
人参	30g	150g
赤かまぼこ（彩りのために赤を）	90g	450g
しいたけ（冷凍可）	90g	450g
三つ葉	0.5束	2.5束
溶き卵（※Mサイズ約14個分）	660g（※）	3.3kg
【A】		
水	2kg	10kg
白だし	56g	280g
鰹だし（顆粒）	34g	170g
砂糖	34g	170g
昆布だし（顆粒）	10g	50g

150人分材料費：3,665円（税抜）

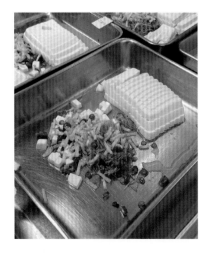

手順

① 豆腐はさいの目に切り水切りする。人参、しいたけは粗めのみじん切り、かまぼこは幅0.5cmの短冊切りにする。三つ葉は食べやすい大きさに切る。

② 卵は割りほぐして目の細かいザルでこし、滑らかにする。

③ ②に【A】を加えてよく混ぜる。

④ バットに①を入れて③を流し入れる。ラップをし、蒸している間、バット内に水滴が入らないよう注意する。三つ葉は卵液を流し入れた後に散らすときれいに仕上がる。

⑤ ④を十分予熱された蒸し器に入れ、60分蒸す。蒸し上がった後は粗熱をとり、冷蔵庫に入れてよく冷やす。

150人分の調理方法

①～④は〔30人分〕と同様。

⑤ スチコンをスチームモード（100%）90℃に予熱する。

⑥ ホテルパンの上に④を置き、スチコンに入れた後、さらに上からホテルパンで蓋をする。

⑦ 60分蒸して、蒸し上がった後は粗熱をとり、冷蔵庫に入れてよく冷やす。

卵・豆腐・春雨─冷やし卵蒸し

65

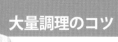
スプーンですくって食べるやわらか茶碗蒸し

やわらかく滑らかな卵蒸しは、子どもも高齢者もツルッと食べられる人気のメニュー。豆腐を入れることで全体量がボリュームアップし、予算を抑えられます。夏場は冷やして、冬は温かいままで、どちらもおいしく食べられるので作り方をマスターしておきましょう。

舌触りをよくするため、卵をこすのはマスト！

「キッシュ」の作り方のコツでも、「卵の殻が混ざっていないかザルでこして確認する」と書きましたが、「卵蒸し」では舌触りを滑らかにするためにも、必ずこの工程は行います。卵白が残っていたらヘラなどで潰し、カラザなど潰せないものは卵液に戻さず取り除きましょう。

数種類のだしを合わせることで旨みが深まる

本書では鰹だしと昆布だしの2種類を別々に用意して合わせていますが、1種類の〝合わせだし〟よりも2種類をブレンドしたほうが味に深みが出ます。準備にひと手間かかりますが、鰹と昆布のだしをそれぞれ用意して調理に使ってみてください。

作る食数の増減時は割合で考える

大量に調理する時は、100人分を150人分にするとしても、単純に食材や調味料の量を1.5倍にすればいいわけではないのが難しいところ。急な食数変更にも慌てず対応できるよう、分量は「割合」で考えるクセをつけましょう。卵の量に↗

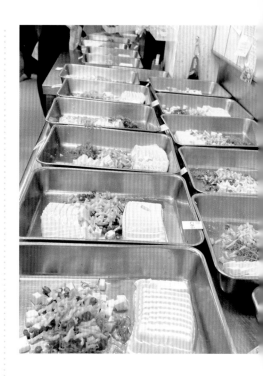

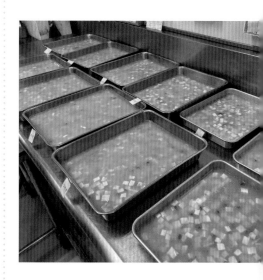

対してだしはどのくらい入れるのか、割合があっていればOKです。

野菜・汁物の調理

大量調理なので、具材ごとに煮て、最後に合わせる調理方法がメインになります。煮汁やだし汁を上手に使って、味をしみ込ませるのがポイント。食材は煮崩れを防ぐためにも、一口サイズにするのもコツです。

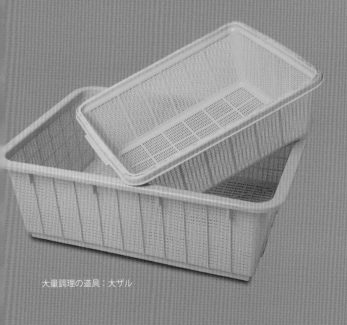

大量調理の道具：大ザル

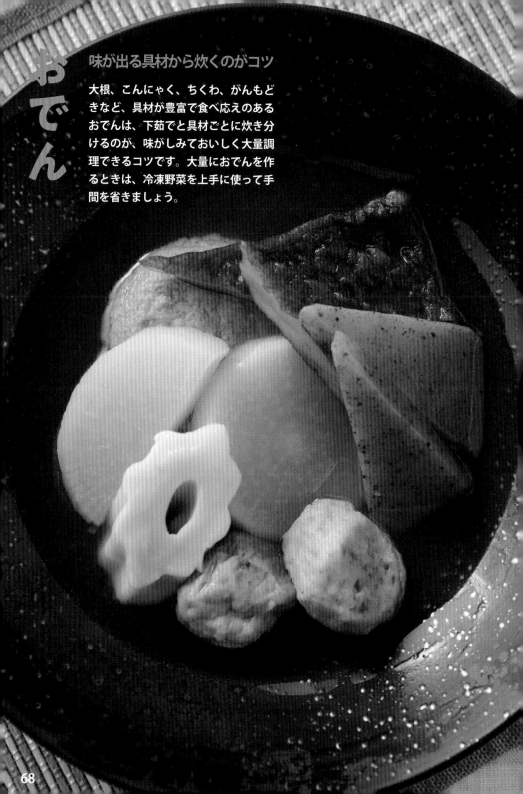

おでん

味が出る具材から炊くのがコツ

大根、こんにゃく、ちくわ、がんもどきなど、具材が豊富で食べ応えのあるおでんは、下茹でと具材ごとに炊き分けるのが、味がしみておいしく大量調理できるコツです。大量におでんを作るときは、冷凍野菜を上手に使って手間を省きましょう。

材料

	30人分	150人分
つみれ	30 個	150 個
がんもどき	30 個	150 個
ちくわぶ	900g	4.5kg
さつま揚げ	900g	4.5kg
こんにゃく	600g	3kg
大根	1.5kg	7.5kg
【A】		
水	4.5kg	22.5kg
昆布だし	66g	330g
鰹だし	10g	50g
みりん	40g	200g

※ 30 人分の場合は市販の「おでんの素」の使用も可

【B】		
醤油	60g	285g
みりん	60g	285g
砂糖	15g	75g
白だし	75g	360g
昆布だし（顆粒）	6g	30g
※足りない場合は水を追加	1kg	5kg

150人分材料費：20,243円 （税抜）

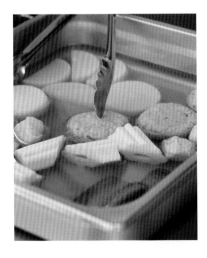

手順

30人分の調理方法

1. ちくわぶは斜め厚切り、大根とこんにゃくは好みの形に切り、大根を下茹でした後、こんにゃくも下茹でする。

2. 鍋に【A】を入れてひと煮立ちさせ、つみれ、がんもどき、ちくわぶ、さつま揚げを加えて中火でさらにひと煮立ちさせる。

3. 別の鍋に②の煮汁を移し【B】を追加して、大根とこんにゃくを加えて煮含める。

4. ③に味がしみたら、②の具材と合わせる。

150人分の調理方法

1. ちくわぶは斜め厚切り、大根とこんにゃくは好みの形に切り、大根を下茹でした後、こんにゃくも下茹でする。

2. 鍋に【A】を入れてひと煮立ちさせる。

3. ②にがんもどきを入れ、中火で煮含める。

4. スチコンをコンビモード（100%）150℃に予熱する。

5. ホテルパンにつみれ、がんもどき、ちくわぶ、さつま揚げをそれぞれ入れて、③の汁を具材が浸る程度に移し注ぐ。

6. ③の残り汁に【B】を追加する。

7. 別のホテルパンに大根、こんにゃくをそれぞれ入れて⑥の煮汁を注ぐ。

8. ⑤、⑦はクッキングペーパーで落とし蓋をし、さらにホテルパンに蓋をして50分加熱する。

9. すべての具材を合わせて盛りつける。

野菜・汁物―おでん

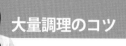

大鍋料理はしっかり冷まして保存

おでんは味がしみているほうがおいしいですが、前日に作る場合、粗熱が残ったまま蓋をして保存すると水滴が付き、蒸れて傷みやすいので注意。お弁当と同じようにしっかりと冷ますことで腐食を防げるので、温度管理には十分注意しましょう。

おでんは、実は手間がかかる料理だった!?

おでんは、一見作るのがラクそうに思えますが、大根とこんにゃくは下茹でが必要など、具材別に炊き分ける意外と手の込んだ料理。味の出る具材から順番に炊きますが、だしを取るならミートボール、がんもどき、ちくわなどがおすすめ。食材のだしまで無駄なく活用を。

だしが出る具材から順番に炊いて調味料を減らす

できるだけ使う調味料を少なくしたいので、具材は練り物などの旨味が出るものから炊いてだしを出します。その後、味がついていない具材を小分けにして炊きます。具材は別々に炊かないと潰れてしまうだけでなく、汁を吸って膨れ上がる物もあるので一緒だときれいには炊けません。

大根は面取り不要。下茹でするため冷凍野菜でも◎

大根は下茹でをして味をしみ込みやすくしているので、大量調理では仕込み包丁は必要ありません。また、冷凍野菜を使ってもOKです。家庭で少量作る時とは手順が異なり、「炊き分ける」という手間がかかる分、調理工程で省略できるところを探していきましょう。

食べる年齢層で具材を変えると喜ばれる

子どもが多いなら「ちくわ」、大人が食べるなら「ちくわぶ」にするなどして、材料費を調整してみましょう。洋風おでんや夏のおでんでは、ミートボールやトマトなどを入れてもおいしく、見栄えもきれいです。トマトは盛りつける時に切り分けてサーブしましょう。

煮汁は捨てないで別の料理へ流用する

おでんなどの煮汁には食材の旨みが含まれているので、残っても流さず、傷まないように火入れをして保存しながら、別のスープに入れるなどして使います。大量に作ると煮汁も5ℓ以上出るため、そもそも流してしまうと掃除が大変なだけでなく、環境にもやさしくありません。料理をして出た煮汁やだしは別の料理へ使うことで、使用する調味料も少なく済み、味わいも深くなります。

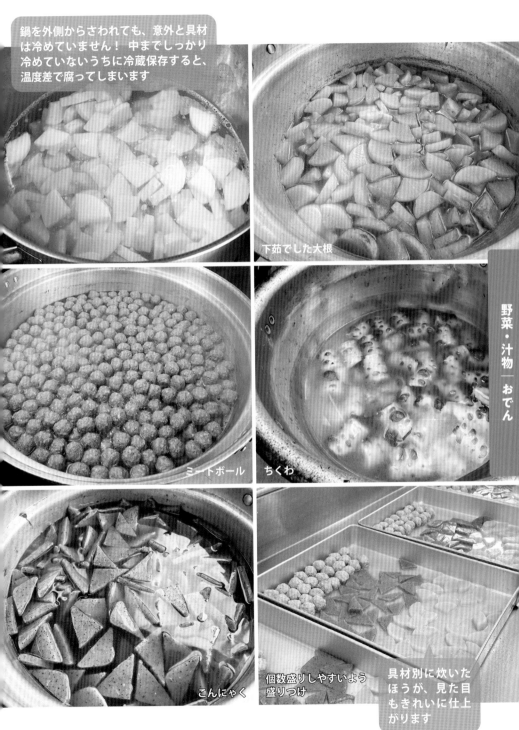

鍋を外側からさわれても、意外と具材
は冷めていません！ 中までしっかり
冷めていないうちに冷蔵保存すると、
温度差で腐ってしまいます

下茹でした大根

ミートボール

ちくわ

こんにゃく

個数盛りしやすいよう
盛りつけ

具材別に炊いた
ほうが、見た目
もきれいに仕上
がります

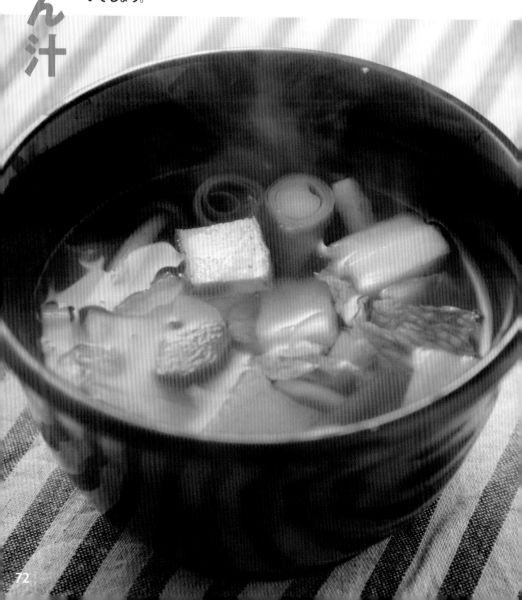

けんちん汁

下味をつけておくと味わいアップ

だしの煮汁に下茹でをしたこんにゃくを浸けておく下準備がポイント。それ以外は、冷凍のごぼうミックスを上手に使うのもけんちん汁を時短で大量調理するコツです。よそったときに食べやすいように具材は小さめに切るとよいでしょう。

材料

	30人分	150人分
白菜	900g	4.5kg
人参	180g	900g
しめじ	120g	600g
里芋（水煮・冷凍可）	360g	1.8kg
厚揚げ	450g	2.25kg
長ねぎ（冷凍可能）	150g	750g
水	4.8kg	24kg
【A】		
鰹だし（顆粒）	40g	200g
昆布だし（顆粒）	13g	65g
砂糖	5g	25g
みりん	30g	150g
醤油	95g	470g

150人分材料費：5,178円（税抜）

大量調理のコツ

年齢層に合わせて切り方や切るサイズを変える

子どもや高齢者が食べる場合は、熱い汁物をお椀から直接飲むことが難しいので、スプーンですくえるように具材は小さめに切るとよいでしょう。大量調理では大人だけでなく、いろいろな年齢の方が食べていることを想定した切り方や味のつけ方をすることが大切です。

仕込みがラクな材料を積極的に選んでいこう

具材をたくさん切る料理に共通して言えることですが、仕込みの手間を少しでも減らすなら、ごぼうは生ではなく冷凍にするなど時短ができる食材を選んでいくことも大切です。食材を切るひと手間より、おいしく仕上げるためにできるコツはたくさんあります。

手順

30人分の調理方法

1. 厚揚げ、人参、里芋、しめじ、白菜（葉と芯に分けて）はひと口大に、長ねぎは小口切りにする。
2. 鍋に白菜の芯、人参、里芋を入れて炒める。
3. ②に厚揚げ、水、【A】を加えて中火にかけてひと煮立ちさせ、味をしみ込ませる。
4. ③に白菜の葉としめじを加えて、再び弱火でひと煮立ちさせる。
5. 盛り付けて長ねぎを散らす。

150人分の調理方法

1. 厚揚げ、人参、里芋、しめじ、白菜（葉と芯に分けて）はひと口大に、長ねぎは小口切りにする。
2. スチコンをスチームモード100℃に予熱後、白菜の芯、人参、里芋、厚揚げを2〜3分加熱する。
3. 鍋に水と【A】を入れて中火でひと煮立ちさせる。
4. ③に②を入れて再び中火にかけてひと煮立ちさせ、味をしみ込ませる。
5. ④に白菜の葉としめじを加え、弱火でひと煮立ちさせる。
6. 長ねぎを散らす。

作る時にかけたい"ひと手間"

白菜などの葉物は芯と葉で分けて切り、火が通りにくい芯から加熱していきます。また、こんにゃくは下茹でした後に、少量の鰹だし・昆布だしで再び煮ておきます。煮汁につけたまま冷蔵庫に保存しておけば味がよりしみます。

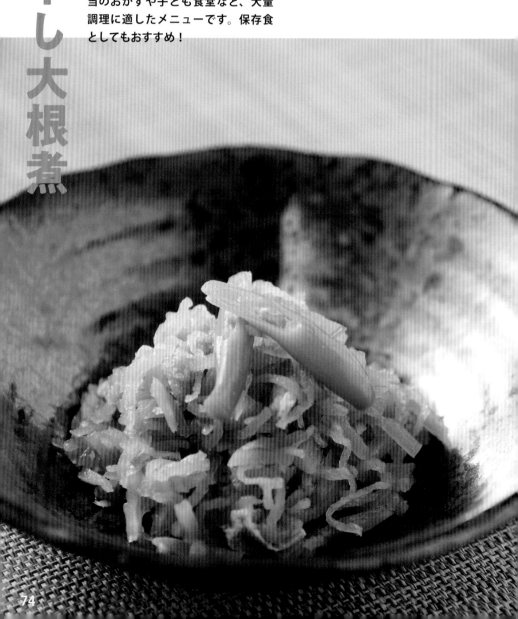

切り干し大根煮

切り干し大根はあっという間にできて大量に作るほどおいしくなります。切り干し大根から旨味が出るので、時間がたてばたつほど、味がしみておいしくなるので、イベント用のお弁当のおかずや子ども食堂など、大量調理に適したメニューです。保存食としてもおすすめ！

材料

	30人分	150人分
切り干し大根	200g	1kg
浸し水（切り干し大根の5倍の量）	1kg	5kg
人参	60g	300g
油揚げ	45g	225g
しらたき	600g	3kg
いんげん（冷凍可）	60g	300g
【A】		
鰹だし（顆粒）	14g	70g
昆布だし（顆粒）	16g	80g
みりん	84g	420g
砂糖	172g	860g
醤油	110g	550g
ごま油	15g	75g
焼鳥タレ（あれば）	7g	35g
浸し水残り＋不足分の水	800g	4kg

大量調理のコツ

切り干し大根は水で軽く洗ってから

切り干し大根はまず水で軽く洗って汚れを落とします。その後、たっぷりの水に浸けて戻しますが、浸けておいた水は煮汁として使いましょう。

だし汁は具材が少し浸るくらい

30人分でも150人分でも、調理する時は切り干し大根は具材が少し浸るくらいのだし汁で炒め煮にします。だし汁が少なくなったら、水を少し足しながら、少なめのだし汁で煮ていくのがポイント。

手順

30人分の調理方法

① 切り干し大根は洗って汚れを落とし、分量の浸し水に浸けて戻す。戻した切り干し大根は水切りして、食べやすい大きさに切る。浸水液は捨てずに取っておく。

② 人参、油揚げは細めの短冊切りにする。しらたきは食べやすい長さに切って下茹でし、湯切りする。いんげんは斜め切りし、茹でて冷水で手早く冷ます。

③ ①を炒め、しらたき、人参の順に追加してさらに炒める。そこへ油揚げ、【A】、切り干し大根の浸水液と不足分の水を追加して炒め煮る。

④ ③にいんげんを散らす。

150人分の調理方法

〔30人分〕の調理方法と同じ。

野菜・汁物｜切り干し大根煮

鍋で切り干し大根を炒め煮したらバットに取り出す

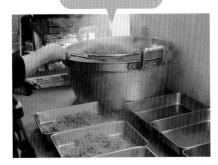

75

粉のホワイトルーを使う

30人分でシチューを調理する場合は、ホワイト缶を使って牛乳で伸ばすだけでもOK。150人分以上の調理では、市販の顆粒のシチューのもとだけでは、塩辛くなってしまいます。できれば食塩を80%カットしている粉のホワイトルーを使ったほうが、味がまろやかに仕上がります。

ホワイトシチュー

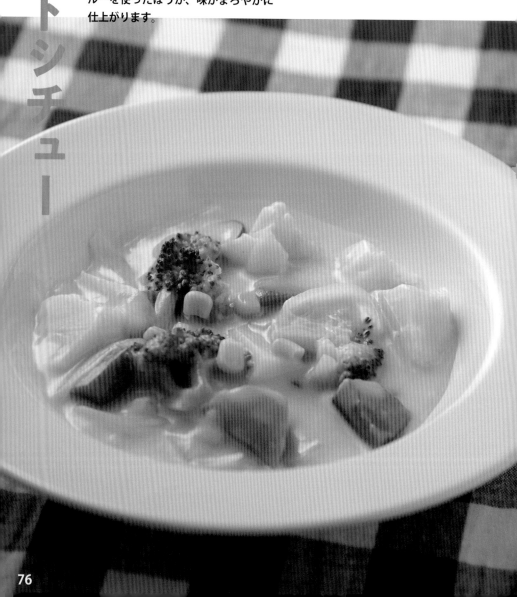

材料

	30人分	150人分
じゃがいも	840g	4.2kg
玉ねぎ	600g	3kg
しめじ	120g	600g
ブロッコリー（冷凍可）	600g	3kg
人参	400g	2kg
コーン（水煮／冷凍も可）	150g	750g
シチューの素（市販）	240g	1.2kg
ホワイトルウ	240g	1.2kg
水	3kg	15kg
牛乳	1.2kg	6kg

大量調理のコツ

ルーは顆粒のほうが溶けやすい

市販のシチューの素は、固形より顆粒のほうが溶けやすいので大量調理にはおすすめ。だまにならないように、少しずつ入れて溶かしましょう。

150人分は先にルーをぬるま湯で溶いておく

150人分以上の大量調理の場合は、シチューのルーの一部をぬるま湯に溶いておいてから具材と一緒に混ぜたほうが、溶けムラがなくなりなめらかに仕上がります。

手順

30人分の調理方法

① じゃがいも、人参、玉ねぎ、ブロッコリー、しめじはひと口大に切る。コーンは水切りをする。（ブロッコリーとコーンが冷凍の場合は湯通しする）

② 鍋に人参、玉ねぎを入れ、玉ねぎの表面が透き通るくらいまで炒める。じゃがいもと水を加えて中火で加熱し、ひと煮立ちさせる。

③ ②に牛乳とシチューの素とホワイトルウを入れて混ぜ、ブロッコリーを加える。最後にしめじ、コーンを入れて弱火でゆっくりと煮込む。

150人分の調理方法

① じゃがいも、人参、玉ねぎ、ブロッコリー、しめじはひと口大に切る。

② スチコンのスチームモード100℃に予熱後、じゃがいも、人参は8分程、玉ねぎは3分、コーンは1分加熱。ブロッコリーは5分程加熱し、冷やして色止めする。

③ ホワイトルウを分量の一部のぬるま湯で溶いておく。

④ 鍋に水を沸騰させ、③、牛乳、人参を入れてかき混ぜながら再び沸かす。

⑤ ④にじゃがいもとしめじを加えて、弱火でゆっくりと煮込む。

⑥ ブロッコリーとコーンを散らす。

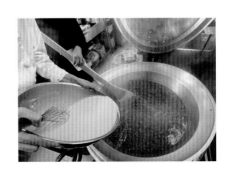

卵スープ

大量調理で定番の卵スープは、片栗粉を入れるタイミングがポイント。味付けをしたスープは片栗粉を入れる前にしっかり沸騰させます。その後、水溶き片栗粉を入れてから、卵を入れると卵の数が少なくてもふわっとした仕上りになります。

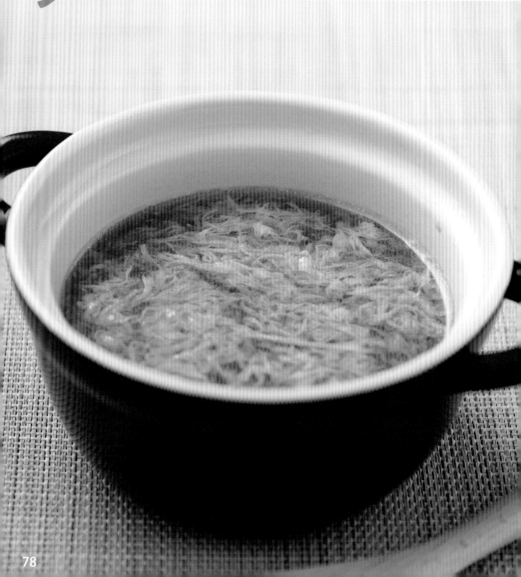

材料

	30人分	150人分
溶き卵 （※Mサイズ約12個分）	60g （※）	300g
水	5kg	25kg
【A】		
鶏ガラスープの素 （顆粒）	45g	225g
醤油	90g	450g
ごま油	4g	20g
片栗粉	17g	85g
溶き水	17g	85g

大量調理のコツ

「和・洋・中」と味が変えられる

作り方の手順は同じでも、鶏ガラスープ、コンソメなどベースの調味料で「和・洋・中」と味が変えられるので、メニューのバリエーションが豊富になります。

卵は少しずつゆっくり流しいれる

大量に作る際、つい卵をスープにどばっと流し入れてしまいがちですが、卵はスープをかきまぜながらゆっくり少しずつ入れると、よりふんわりきれいに仕上がります。

手順

30人分の調理方法

1. 卵をしっかりと割りほぐす。
2. 鍋に水と【A】を入れて沸騰させる。
3. 片栗粉を水で溶き、水溶き片栗粉を作る。
4. ②をかき混ぜながら水溶き片栗粉を細くゆっくりと流し入れる。
5. ④に溶き卵も同様に、鍋をかき混ぜながら細くゆっくりと流し入れる。

150人分の調理方法

1. 卵をしっかりと割りほぐす。
2. 鍋に水と【A】を入れて沸騰させる。
3. 片栗粉を水で溶き、水溶き片栗粉を作る。
4. ②をかき混ぜながら水溶き片栗粉を細くゆっくりと流し入れる。
5. ④に溶き卵も同様に、鍋をかき混ぜながら細くゆっくりと流し入れる。

野菜・汁物｜卵スープ

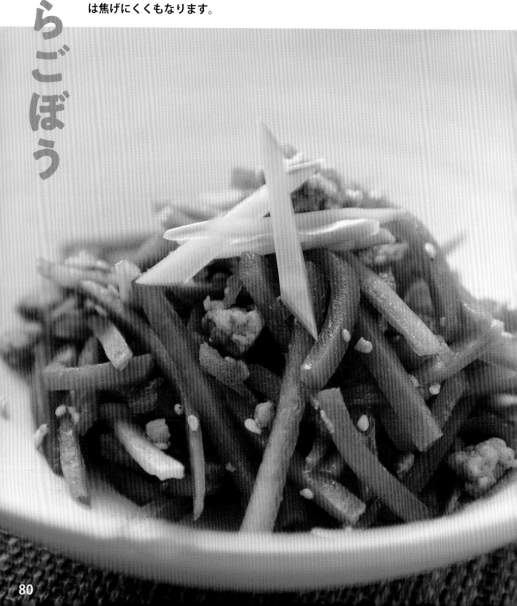

きんぴらごぼう

ごぼうは冷凍のまま調理

大量調理をする際、冷凍したごぼうや人参をよく使いますが、解凍すると水分が出ておいしくなくなるので、冷凍したまま調理しましょう。炒めることでごぼうや人参の中の水分が少しずつ抜けていくので、回転釜では焦げにくくもなります。

材料

	30人分	150人分
ごぼう（冷凍可）	1kg	5kg
人参（冷凍可）	500g	2.5kg
水	1kg	5kg
豚挽肉	450g	2.25kg
白ごま	10g	50g
絹さや	150g	750g
【A】		
鰹だし（顆粒）	17g	85g
昆布だし（顆粒）	25g	125g
砂糖	125g	625g
ごま油	16g	80g
醤油	100g	500g
糸唐辛子（お好みで）	少々	少々

大量調理のコツ

だし汁の量を少なくして炒め煮する

大量調理の場合、だし汁の量は少なめにして炒め煮すると、味がしみ込んでおいしくなります。お年寄り用には水分多めにするとやわらかくなります。

回転釜を使うときは水分を足す

150人分以上調理する場合は、回転釜を使って炒めていきます。回転釜は火力が強めのため、水分が蒸発して焦げやすいので、様子を見ながら水分を足して焦げないように炒めます。冷凍のまま使用する場合は、水分が出てくるので水分の補足は必要ありません。

手順

30人分の調理方法

① 人参、ごぼうは笹切りにする。すぐに炒めない場合は、ごぼうを水に浸けてアク抜きする。絹さやは茹でて冷水で冷まし、斜め切りにする。

② ごぼう、人参の順に炒め、豚挽肉を加えてさらに炒める。材料から水分が出ない場合には水を具材の5％程度（分量外）加える。【A】を入れて炒め煮る。

③ 絹さやと白ごまを散らす。お好みで糸唐辛子を添えてもよい。

※冷凍のごぼうミックスを使うと仕込み時間が短縮できます。

150人分の調理方法

① 人参、ごぼうは笹切りにする。すぐに炒めない場合は、ごぼうを水に浸けてアク抜きする。絹さやは茹でて冷水で冷まし、斜め切りにする。

② ごぼう、人参の順に炒め、豚挽肉を加えてさらに炒める。材料から水分が出ない場合には水を具材の5％程度（分量外）加える。【A】を入れて炒め煮る。

③ 絹さやと白ごまを散らす。お好みで糸唐辛子を添えてもよい。

※冷凍のごぼうミックスを使うと仕込み時間が短縮できます。人参だけの冷凍品はあまりおすすめできないので、ごぼうミックスがおすすめです。

野菜・汁物｜きんぴらごぼう

大根餅

大量に作って保存食にしても

大根餅とは、大根と小麦粉と片栗粉を混ぜ合わせ、桜エビやハムなどを入れて練った生地を蒸した点心のひとつです。もちもちした食感がおいしく、保存食にも適しています。大量調理では、30人分ならフライパンで焼き、150人分以上なら、スチコンで蒸し焼きすれば簡単にできます。

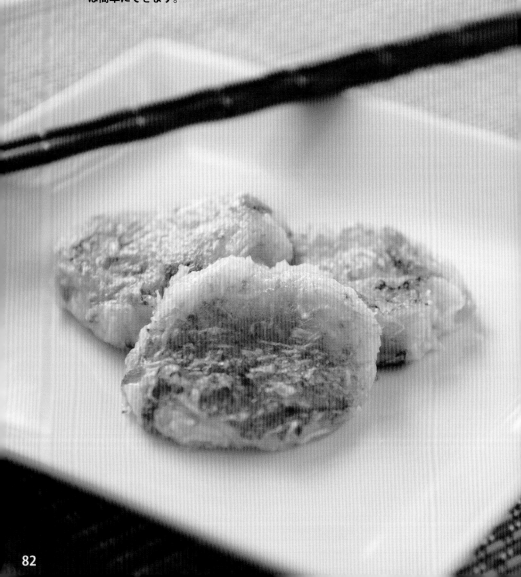

材料

	30人分	150人分
大根	1.8kg	9kg
桜エビ	9g	45g
ロースハム	200g	1kg
【A】		
片栗粉	120g	600g
薄力粉	120g	600g
鶏ガラスープの素（顆粒）	22g	110g
砂糖	40g	200g
鰹だし（顆粒）	1g	5g
ごま油	18g	90g

大量調理のコツ

布巾をかぶせて蓋をして蒸す

蒸し器で蒸し焼きする場合、ふたの上の水分が料理に落ちて生地がふやけるのを防ぐため、布巾をかぶせてからふたをするようにしましょう。

冷凍庫に入れて保存食にもなる

蒸し焼きした後は、よく冷やすこと。味がしみ込んでよりおいしくなります。一人分にカットしたら1個ずつラップして冷凍庫に保存すれば7日くらいもちます。

手順

30人分の調理方法

① 干しえびは水で戻す。大根は千切りに、ハムは0.5cmの角切りにする。ボウルで【A】を混ぜ合わせておく。

② 鍋に大根とハムを入れてしんなりするまで炒める。

③ ②に混ぜ合わせた【A】を加え、もっちりするまで混ぜる。

④ 型にサラダ油（分量外）を塗り、③を入れて形を整える。十分予熱された蒸し器で60分蒸す。

⑤ 蒸し上がったらよく冷やし、型から外して食べやすい大きさに切る。

⑥ 食べる直前に⑤をフライパンで焼き、再び温める。

150人分の調理方法

① 干しえびは水で戻す。大根は千切りに、ハムは0.5cmの角切りにする。ボウルで【A】を混ぜ合わせておく。

② スチコンのスチームモード100℃に予熱後、大根を1分加熱する。

③ ②に干しえび、ハム、【A】を加えて混ぜ合わせる。

④ ホテルパンにサラダ油（分量外）を塗り、③を入れて形を整える。コンビモード（100%）230℃に予熱したスチコンで、④を10分蒸し焼きにする。

⑤ 焼き上がったらよく冷やし、さらにコンビモード（40%）130℃に予熱したスチコンで、5分蒸し焼きにする。

⑥ 食べやすい大きさに切って盛りつける。

野菜・汁物｜大根餅

あまった果物の皮も、
おいしく再調理！

　大量調理では野菜くずだけでなく、果物の皮がたくさん出ることがあります。そのまま捨てずに、果物の皮でおいしいジャムを作りましょう。

　ジャム作りにはいくつかポイントがあります。

○　ジャム類に適している果物の皮は、「りんご・レモン・オレンジ・夏みかん・グレープフルーツ」などです。
○　皮を使うので無農薬の果物を使いましょう。
○　夏みかんやグレープフルーツは、皮を一晩、水に浸けておくと苦味が抜けます。

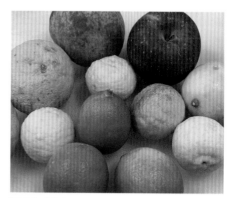

〈調理例〉
～夏みかんの皮のマーマレードジャム～
①　夏みかんの皮をよく洗い、中の白い部分を剥いだら、細かく千切りにします。
②　水にさらしてもみ洗いします。2、3度水を変えたら一晩置いておきます。
③　皮が浸るくらいの水に入れ、煮立ったら、グラニュー糖を入れて煮詰めます。
④　水気がなくなったら、火を止めます。
⑤　熱湯消毒したビンに入れて保存します。

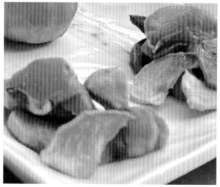

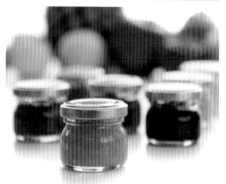

※画像はイメージです。

スイーツ
の調理

大量調理の場合でも、小麦粉を振るったり、水や卵を少しずつ丁寧に混ぜ合わせるのが、ダマにならないコツ。提供する人数に合わせて蒸しケーキはパウンドケーキの型を使ったり、プリンはまとめてバットで作って、小皿に取り分けるとよいでしょう。

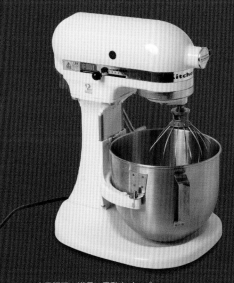

大量調理の道具：電動ホイッパー

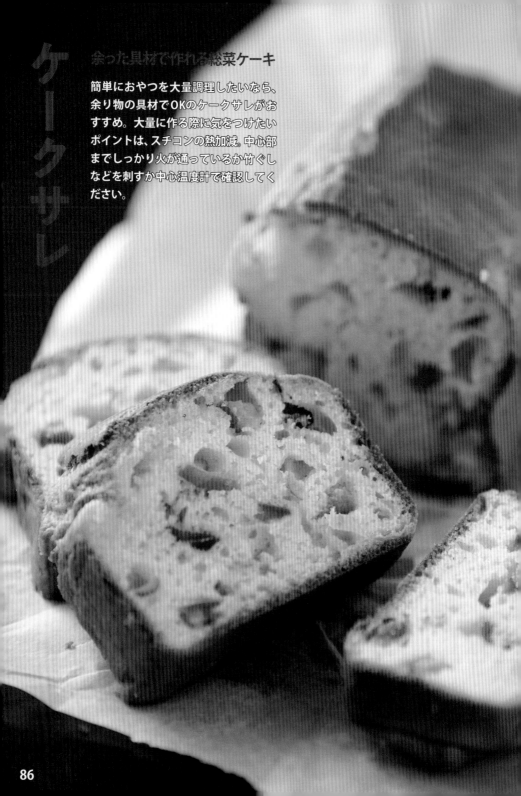

ケークサレ

余った具材で作れる総菜ケーキ

簡単におやつを大量調理したいなら、余り物の具材でOKのケークサレがおすすめ。大量に作る際に気をつけたいポイントは、スチコンの熱加減。中心部までしっかり火が通っているか竹ぐしなどを刺すか中心温度計で確認してください。

材料

	30人分	150人分
パプリカ (赤・緑) (冷凍可)	150g	750g
ウインナー	85g	425g
溶き卵 (※Mサイズ約5個分)	250g (※)	1.25kg
無調整牛乳	230g	1.15kg
粉チーズ (とろけるチーズも可)	100g	500g
薄力粉	310g	1.55kg
砂糖	60g	300g
サラダ油	95g	475g
ベーキングパウダー	15g	75g

150人分材料費：3,983円 (税抜)

手順

30人分の調理方法

1. パプリカ、ウインナーは角切りにする。
2. 薄力粉にベーキングパウダーを混ぜ、振るう。卵を割りほぐす。
3. ボウルに卵、砂糖、サラダ油を入れて混ぜ、②、牛乳を少しずつ加えていく。
4. ③に①、粉チーズを加えてよく混ぜる。
5. パウンド型にクッキングシートを敷き、④を流し入れる。2〜3回型を落として、空気を抜く。
6. ホットエアーモード170℃に予熱したスチコンで、微風で35分焼く。
7. 中心部まで火が通っているか中心温度計などで確認する。

150人分の調理方法

1. パプリカ、ウインナーは角切りにする。
2. 薄力粉にベーキングパウダーを混ぜ、振るう。卵を割りほぐす。
3. ボウルに卵、砂糖、サラダ油を入れて混ぜ、②、牛乳を少しずつ加えていく。
4. ③に①、粉チーズを加えてよく混ぜる。
5. パウンド型にクッキングシートを敷き、④を流し入れる。2〜3回型を落として、空気を抜く。
6. ホットエアーモード170℃に予熱したスチコンで、微風で35分焼く。
7. 中心部まで火が通っているか中心温度計などで確認する。

スイーツ｜ケークサレ

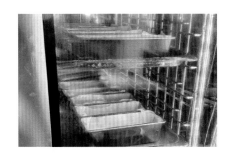

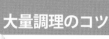
余り物で作る塩味のケーキ 後片付けまで考えて調理しよう

ケークサレは、本場フランスでも余り物を入れて作る、総菜感覚の甘くないケーキ。高温で焼くため生地がくっつきやすく、使用する型にはサラダ油よりもクッキングシートを敷いたほうが、洗い物がラクになります。調理後の片付けのことまで考慮しておけば、大量に作る大変さも少しは軽減されるはずです。

食感が悪くなるダマを作らないためのひと手間

薄力粉に空気を含めるとダマができにくく、ふんわりと仕上がるため、粉類は振ることをおすすめします。分量が多くなるほど大変ではありますが、このひと手間をかけるだけでおいしさが増します。また、薄力粉と牛乳・卵を混ぜる時は少しずつ加え、ダマができないように気をつけましょう。

大量調理に対応できる道具があると便利

食数が多くなり作る分量が増えると、当然混ぜ合わせる力も倍必要になります。小分けにして作業をしてもいいですが、大きいボウルやホイッパーがあれば一度に混ぜることができます。大量に作ることが増えてきたら、使う道具を見直してみるとよいでしょう。

見た目にこだわるなら野菜は上から乗せる

余り物で作るケーキとは言え、見栄えは大事。焼き上がりをきれいに見せるなら、型に流し込んだ後、野菜を上から乗せるといいでしょう。プレーン生地以外にも、ビーツやほうれん草をピューレして加え、色をつければ、華やかなパーティーフードになります。

ケークサレは焼不足に注意。中心温度を確認する

パウンド型を使う焼き菓子は、焼不足にならないように注意しましょう。中心部までしっかりと火が通っているかどうかは必ず確認し、ドロッとしていれば追加で加熱して生焼けの状態で型から取り出してしまわないように気をつけてください。

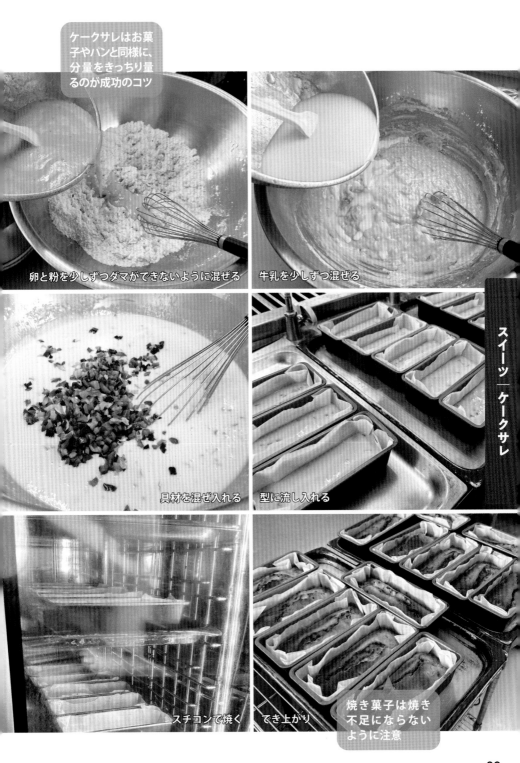

ケークサレはお菓子やパンと同様に、分量をきっちり量るのが成功のコツ

卵と粉を少しずつダマができないように混ぜる

牛乳を少しずつ混ぜる

具材を混ぜ入れる

型に流し入れる

スチコンで焼く

でき上がり

焼き菓子は焼き不足にならないように注意

牛乳みかん寒天

夏場のイベントに最適！

寒天で作るのでバットで固まりやすく、人数分にカットもしやすいので大量調理には最適なスイーツです。暑い日でも溶けないので持ち運びにも便利。給食はもちろん、野外のイベントにもおすすめです。中に入れるフルーツはみかん以外に、桃、パイナップル、キウィでもOKです。

材料

	30人分	150人分
無調整牛乳	690g	3.45kg
みかん缶	240g	1.2kg
粉寒天（150人分では棒寒天を使用）	15g	70g
砂糖	100g	500g
水	345g	1.725kg

大量調理のコツ

棒寒天は細かくちぎると溶けやすい

150人分以上では棒状の固形の寒天を使います。できるだけ細かくちぎると、煮溶かしやすくなります。バットに流し入れてみかんを入れればOK。

低脂肪牛乳ではなく牛乳を使用

使用する牛乳は、低脂肪牛乳や調整牛乳だと牛乳本来の風味が出ないので、牛乳寒天には不向きです。乳脂肪分の高い牛乳を使用しましょう。

手順

30人分の調理方法

① 鍋に粉寒天と水を入れて溶かす。

② 鍋に①、砂糖を入れて中火にかける。砂糖が溶けたら牛乳を加えてひと煮立ちさせる。

③ 型を水でぬらし、みかんを並べる。②を流し入れて冷蔵庫で固まるまで冷やす。

150人分の調理方法

① たっぷりの水（分量外）に細かくちぎった棒寒天を浸して戻す。粉寒天の場合は③から開始。

② 戻した寒天の水気をよく搾り鍋に入れ、分量の水を加えて強火で煮溶かす。

③ 寒天が溶けたら、砂糖を加えて中火にかける。砂糖が溶けたら牛乳を入れてひと煮立ちさせる。

④ 型を水でぬらし、みかんを並べる。③を流し入れて冷蔵庫で固まるまで冷やす。

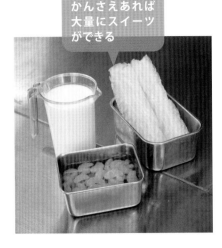

寒天と牛乳とみかんさえあれば大量にスイーツができる

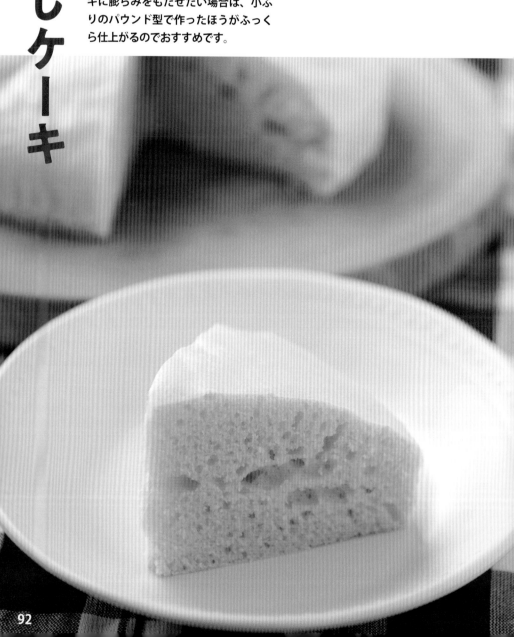

卵蒸しケーキ

バットで作れるので失敗しない

シンプルで飽きのこない味は、子どもからお年寄りにまで喜ばれます。スチコンのバットでも作れるので、大量調理のビギナーでも失敗しません。ケーキに膨らみをもたせたい場合は、小ぶりのパウンド型で作ったほうがふっくら仕上がるのでおすすめです。

材料

	30人分	150人分
溶き卵 （※Mサイズ約9個分）	450g （※）	2.25kg
無調整牛乳	360g	1.8kg
薄力粉	675g	3.375kg
砂糖	240g	1.2kg
サラダ油（バターも可）	75g	375g
ベーキングパウダー	30g	150g

大量調理のコツ

生地に少しずつ牛乳を混ぜていく

卵と油、薄力粉を合わせたら、牛乳は少しずつ混ぜていきましょう。一気に入れてしまうと、油が入っているのでうまく混ざらなくなります。

ケーキの中まで火が通っているか確認

焼く時間は20分ほどですが、生焼けにならないように、必ず蒸しケーキの中まで火が通っているか竹串などを刺してみて確認しましょう。

手順

30人分の調理方法

1. 薄力粉とベーキングパウダーを一緒に振るう。卵は割りほぐす。
2. 卵、砂糖、サラダ油を混ぜ合わせる。
3. ②に薄力粉を合わせ、牛乳を少しずつ混ぜ、溶かす。
4. 好みの型にクッキングシートを敷き、③を流し入れる。
5. コンビモード（90%）100℃に予熱したスチコンで、20分焼く。
6. 中心部まで火が通っているか中心温度計などで確認する。

150人分の調理方法

1. 薄力粉とベーキングパウダーを一緒に振るう。卵は割りほぐす。
2. 卵、砂糖、サラダ油を混ぜ合わせる。
3. ②に薄力粉を合わせ、牛乳を少しずつ混ぜ、溶かす。
4. 好みの型にクッキングシートを敷き、③を流し入れる。
5. コンビモード（90%）100℃に予熱したスチコンで、20分焼く。
6. 中心部まで火が通っているか中心温度計などで確認する。

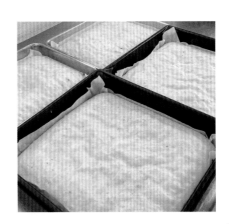

プリン

バットに作って好きな分だけ

大きめのバットで大量調理したプリンは、自分が食べたい分だけカップによそえるようにすると、子どもたちが喜びます。カラメルソースをかけて、フルーツやバニラアイスを添えるなど、提供する場所や人数でアレンジしてみると楽しく盛り上がるでしょう。

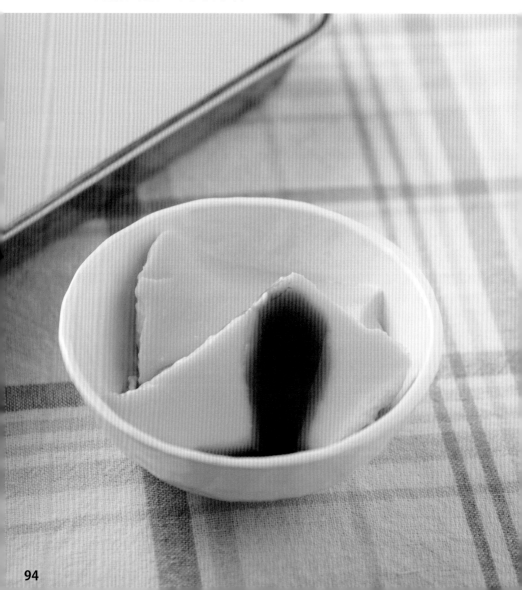

材料

	30人分	150人分
溶き卵（※Mサイズ約14.5個分）	720g（※）	3.6kg
無調整牛乳	1.14kg	5.7kg
砂糖	360g	1.8kg
【カラメルソース】		
砂糖	150g	750g
水	75g	375g
追い水	75g	375g

大量調理のコツ

プリン液はこし器でなめらかに

プリン液はこし器を使ったほうが、なめらかな口当たりのプリンになります。蒸すときは、ふたから水滴が落ちないように工夫しましょう。

牛乳は乳脂肪分3.6以上を使う

牛乳みかん寒天と同じように、プリンには味の濃い乳脂肪分の高い牛乳を使いましょう。低脂肪牛乳や乳飲料の牛乳はプリンには不向きです。

手順

30人分の調理方法

1. 卵は割りほぐしてこす。
2. ①に牛乳、砂糖を加えてよく混ぜる。
3. バットに②を流し入れる。水滴が入らないようにしっかりとラップをする。
4. スチコンをスチームモード（100%）90℃に予熱する。
5. ホテルパンに③を並べて30分蒸す。
6. 鍋に砂糖と水を入れて弱火でゆっくりと煮詰め、カラメルソースを作る。茶褐色になったら追い水して火を止める。
7. ⑤、⑥は粗熱を取り、冷蔵庫で十分に冷やす。プリンにカラメルソースをかけて盛りつける。

150人分の調理方法

1. 卵は割りほぐしてこす。
2. ①に牛乳、砂糖を加えてよく混ぜる。
3. バットに②を流し入れる。水滴が入らないようにしっかりとラップをする。
4. スチコンをスチームモード（100%）90℃に予熱する。
5. ホテルパンに③を並べて30分蒸す。
6. 鍋に砂糖と水を入れて弱火でゆっくりと煮詰め、カラメルソースを作る。茶褐色になったら追い水して火を止める。
7. ⑤、⑥は粗熱を取り、冷蔵庫で十分に冷やす。プリンにカラメルソースをかけて盛りつける。

スイーツ｜プリン

大量調理の流れ

大量調理では、当日の作業だけでなく事前準備も重要です。しっかりと計画を立てることが食材のロスを防ぎ、厨房での業務を効率よくスムーズに進める秘訣です。献立の考案から調理後の片付けまで、大量調理の流れを理解して段取りを決めていきましょう。

① 献立を決める

ルーティンで作る場合、献立は1か月や1週間分などまとめて決めると効率がよく、コストも削減できます。

［献立決めの条件］

● 提供する対象者（喫食者）の年齢層
● 必要な食数
● 予算（原価）
● 当日のスタッフ数

　予算や、喫食者が幼児か高齢者かによっても食事の内容・味つけは変わってきますが、当日の調理スタッフが何名なのかも、献立を決める際の重要な条件です。

　スタッフの出勤状況を把握していないと、「作る食数が多くて誰も休めない」という問題が発生したり、逆に「人数が少ない日は簡単なメニューにする」などの調整ができません。

［献立決めのポイント］

● 献立のバランス
● 栄養のバランス
● 彩りも大切

　メインが洋食なのに"みそ汁"を合わせるようなことはせず、和食なら和食、洋食なら洋食で組み合わせて、まとまりをもたせます。また、メインが揚げ物なら、副菜は彩りサラダといったように、全体の色合いをイメージしておくと、実際に作ってみた時に、「料理がすべて茶色い献立になった」ということがなくなります。

　また、メインが煮物で、副菜も煮物系のような献立にしてしまうと、メリハリや彩りのない献立になりやすく、調理工程も重なってしまうため、作業効率がよくバランスのいい献立になりません。

　おやつを追加する場合は、食事の献立が決まった後に「調理器具の空き」と「スタッフの手の空き」を考慮して作る物を決定していくことをおすすめします。

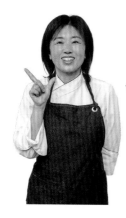

調理スケジュールに無理があれば人員のバランスを調整し、献立に偏りがあれば、副菜を入れ替えるなど、最後にスタッフ全員でチェックします。

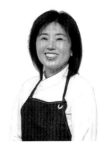

大量調理上級者になったら…
コストを下げるために交渉してみる
次項へ続く ▶

② 発注作業

献立を決めたら、遅くても調理日程の1週間前には食材の発注を完了させ、発注漏れや納品間違いにも対応できるように3日前には食材がそろっている状態にしておきます。
（冷凍庫・冷蔵庫に食材を保管するスペースがない場合には、調理当日の朝に届けてもらうよう調整を。）

［発注時のポイント］

● 予算と人件費を考慮する

● 献立が決まったら発注は早めに行う

● アクシデントに備え、少し多め（予備分）に発注する

● 冷凍食材や水煮、カット食材も必要に応じて活用する

Point 1

献立が決まったら、できれば1回で発注してしまうのが理想的。小さいことだとしても、電話代やFAX代もコストの一部。さらに、都度発注すると、手間がかかるので人件費もかさみます。

Point 2

作る食数が多いほど食材の量も増えるので、突然発注しても数がそろわない場合があります。また、近年発生したコロナウイルスや輸入制限など、世の中の情勢によって急に食材が手に入らなくなる恐れも。特に300人を超える場合、必要数を用意できるかは事前に取引先に確認し、もし用意できそうであればその時点で確保してしまうのが得策です。

社食や給食などの食材発注では、納品が近くなってから急にメニュー変更をすると信用に関わるため、できるだけしないのが賢明です。

Point 3

料理を作るのを失敗することもあれば、お客様がこぼしてしまうこともあるため、アクシデントを見越して食材は少し多めに発注しておくことをおすすめします。

Point 4

例えば、缶詰のソースを使うかどうかは、スタッフ数によっても異なってきます。人手が多い場合には手作りしたほうがコストを抑えられ、人手が足りなければ、多少コストがかかっても時短できる食品を選んだほうが便利です。

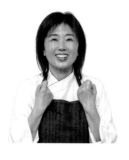

いかに原価を抑えるかも大量調理には大切な視点です。まずは原価を3割に抑えることを目標にして、作るのに慣れてきたら、「どうしたらコストを下げられるか」を考えてみましょう。半調理品などを使わず手づくりをする余裕があるかなど、人件費と照らし合わせながら、食材費を見直ししてみるほか、取引先に価格交渉を持ちかけるなど、できることを探してみましょう。

❸ 前日の準備/当日の調理

当日の朝、すぐに調理に取りかかれるよう前日にできる準備はしておきましょう。

［前日の準備］

● 野菜などの分量を量っておく

● 使用する道具や調味料を準備する

　例えば、献立に乾燥わかめを使う場合、前日に分量を量っておけば、当日の朝は水を入れるだけなので、作業の手間が省けます。小さいことですが、準備するのとしないのでは段取りが変わってきます。

［当日調理での注意点］

● 野菜や果物を洗い、消毒する

● 調理台はアルコールで常に消毒するなど衛生管理を徹底する。

● ロスが出ないよう、変更があった場合はすぐに分量を計算し直す

● 温度管理を行う

（中心部が75℃で1分間以上加熱されていることや冷凍冷蔵庫の正常稼働など）

● 従業員の衛生状態

（本人や家族の具合が悪くないか、手指にケガがないか、清潔な作業着を着用しているかなどに気を配る）

Point 1

　衛生管理は基本中の基本です。調理時は衛生管理を徹底しましょう。

　また、生野菜は洗うタイミングで虫などの異物混入がないかを確認します。特に葉野菜は虫がつきやすいので、1枚ずつ葉をはがして丁寧に洗います。手間を惜しまずに仕込むことで、おいしさも変わってきます。

Point 2

　ほうれん草や小松菜など根に土が付着している野菜は、根を取り除いてから茹でて、異物の混入を防ぎます。本書では、野菜はすべて洗って消毒済のものをカットしてから調理しています。冷凍食材や水煮を使うと、すでに加熱されているため調理の時短になるだけでなく、衛生面でも安心できます。予算と相談しながら上手に取り入れていくといいでしょう。

Point 3

　何度も味見をしていると、味覚が鈍ってきます。調理中は、料理の見た目や音、香りなども意識しながら、五感を使って調理をするように心がけるとよい味つけができるようになってきます。

【1日のタイムスケジュール】

＊大量調理（給食）の調理スケジュール例

7:30	調理開始
10:30	出来上がり
11:00	配膳完了
	片付け開始
11:30	喫食
12:30〜	食器の返却
13:00	洗い物・次の日の準備・清掃開始
17:00	すべての作業が終了

※本書では大量に作る調理のコツを紹介していますが、調理設備やスタッフ数などの条件によっても作業時間は変わります。本書のレシピや調理工程などを参考に、現場に合ったやり方を見つけてみてください。

❹ 片付け

大量調理で使う調理器具はサイズが大きいため、洗うのもひと苦労。調理が済んだらすぐに片付け始めます。

［片付けでは…］

● 廃棄物を減らすためにはどうするか？

● 予備食材は次回の献立に生かす

（次回より食材の在庫管理が発生）

Point 1

　調理で出たゴミは産業廃棄物として捨てる方法もありますが、処分するのにお金がかかります。自分たちで捨てる場合、ゴミの量が多いと回収日までの保管や捨てること自体に労力はかかります。ただしその分、いかにゴミの量を減らすか考えるようになります。

　生野菜を使うとどうしてもゴミの量は増えるので、野菜くずで野菜だしを取るなどして、できるだけゴミが出ない工夫を取り入れてみてください。

Point 2

　作った料理が余ることはほぼありませんが、食材を少し多めに発注するため、余りが出てきます。余った食材を保管するために冷凍・冷蔵庫が圧迫されるので、その食材をどう使い切るか、次回の献立を決める時に考慮する必要が出てきます。

　また、日持ちさせないといけないので、その食材の性質を把握しておくことも重要です。

おわりに

　私はときどき、栄養士さんや調理師さんから「献立の組み方をどうやって考えたらいいですか？」と質問されることがあります。

　大事なのは、どのようなお客様が召し上がってくださるのか、とうこと。喫食対象者を十分理解した上での仕込みや調理方法が大量調理にはとても重要になります。

　大量調理のレシピは、30人分、100人分、150人分とすべて掛け算で分量を計算するとは限りません（本書では目安として、かけ算で表記しましたが）。とくに調味料などは、食材の量との対比で割り算を使うこともあります。大量調理ではきちんと計量することが大切なので、計算は得意になったほうがいいと思います。

　また、常日頃から食に興味を持って、献立作成や調理のヒントをつかむことも大事です。私は普段、レストランで食べるメニューでも、「大量調理なら、どうやって作る？」と、つい考えてしまいます。

　つねに新たなメニューを考えるクセをつけると、献立の組み方のバリエーションは広がっていくでしょう。

　またメニュー名も大事です。レシピや食材を少し変えただけでも、メニュー名をアレンジすれば新しいメニューにできます。

そうやって少しずつ大量調理を作る仕組みや効率よく調理するコツを、経験を通して身につけてほしいと思います。

最後に本書を作るにあたって、大勢の方々からアドバイスやフォローをいただきました。

この場をお借りして心からお礼を申し上げます。また、私の弟子として毎日現場で頑張って大量調理をしている若きスタッフたちにも、この場を借りて感謝したいと思います。

私の夢は、もっと気軽にたくさんの人たちにおいしい料理を提供しながら集えるコミュニティを提供すること。海外では朝食でも夕食でも屋台で食べる文化がありますが、そこには電気代節約の意味もあるそうです。そんな理由はなくても、みんなで食べると楽しいですよね。

日本にももっとカフェ文化が広まって、家で食べるだけでなく、野外でみんなと一緒に食べる楽しさが広まってくれたらいいな、と願っています。

これからもお声がけいただける場所に、おいしい料理と笑顔を届けていきたいと思っています。

小宮 真弓

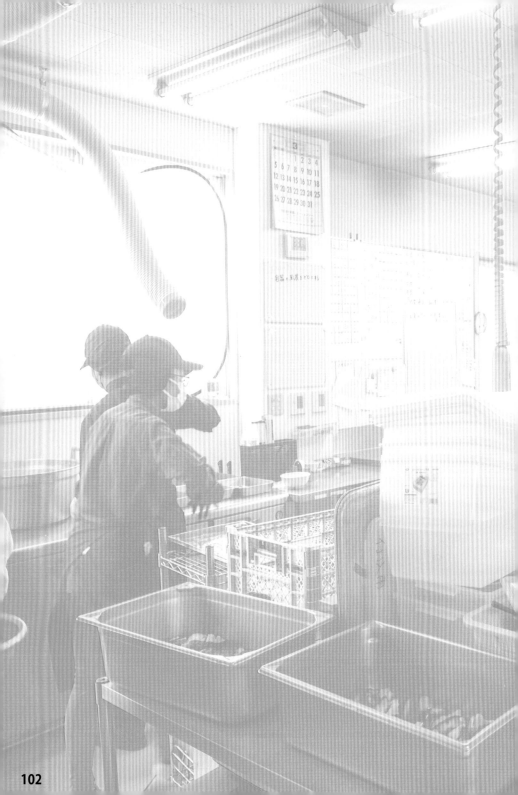

協力

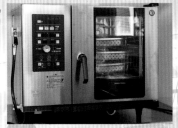

ホシザキ東京株式会社
（www.hoshizaki-tokyo.co.jp）

今回の大量調理で使用したスチコン（スチーム
コンベクションオーブン）を始め、全自動製氷機、
冷蔵庫、食器洗浄機などプロの厨房器機をトー
タルサポートしているホシザキ株式会社のグ
ループ販売会社。

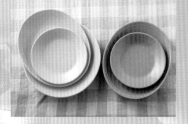

国際化工株式会社
（www.kokusai-kako.co.jp）

社員食堂や学校給食、病院、飲食店などで利用
されている、軽くて耐久性の高いメラミン食器
メーカー。使用済みメラミン食器をリサイクルし
た「エコメラミン」など、業界で唯一、再生素材を
開発、製品化。これにより、廃棄物の削減など、環
境保護や資源の有効活用といった課題に積極
的に取り組んでいる。

Special Thanks

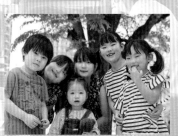

かわうち
さおりちゃん
しおりちゃん
すすむちゃん
りおなちゃん

のだ
しずくちゃん
いおりちゃん

調理補助

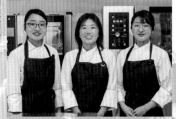

植木 晴花（左）
（フーディフード株式会社 栄養士・調理師・
製菓衛生師・食品衛生管理者・フードスペ
シャリスト）

小宮 美澄希（右）
（フーディフード株式会社 管理栄養士・調
理師・製菓衛生師）

装丁・デザイン：大嶋 フクヲ／大嶋事務所
写真：佳川 奈央（ハフフォトプランニング）
編集協力：堤 澄江（FIX JAPAN）
ライター：番匠 郁

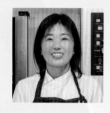

小宮 真弓
こみや まゆみ

ロイヤルミュー株式会社/フーディフード株式会社社長で現役栄養士・調理師。フードプロデューサー。
(保有資格は、栄養士/調理師/中医薬膳指導員/食生活指導士/第一種衛生管理者/発酵食品ソムリエ/ナチュラルフードコーディネーター/生涯学習2級インストラクター等)
味の素で品質検査員・味覚官能検査員として勤務後、特別養護老人ホーム、ショートステイなどを手掛ける施設の栄養士に。すべてのセクションの食事を一手に担当し、給食部門をISO9000シリーズ取得に導く。ケータリング会社に移り全部門の栄養・衛生管理を一手に担う。和食総料理長や寿司親方から和食技術を学び、寿司会席店運営も任される。
インターコンチネンタルホテル弁当、幼稚園給食(園児800名)、冠婚葬祭ケータリング、ホテルのモーニング・ランチ・ディナー、おせち、寿司会席コース料理や会席弁当、日替弁当、学生食堂や社員食堂など、幅広い年齢層や食分野を担当。

受託給食会社フーディフードを設立、20年以上幼稚園保育園給食を担い、年間15〜20万食の給食を無事に提供し続けて来た。大量調理とアレルギー対応食を得意とする。また、食のトータルプロデュースとクラフトチョコレートの製造販売を行うロイヤルミューも設立。
2023年7月より東京都稲城市の平尾団地でカフェを併設したオープンキッチンをスタートさせる。

Facebook：小宮真弓
Instagram：ceo_mayu(小宮真弓)
ホームページ：foodyfood.jp
Facebook：フーディフード
Instagram：foodyfood.jp フーディフード
Twitter：FoodyFoodJP フーディフード

〔30人前〕〔150人前〜〕作る
大量調理のコツ
社食、給食、子供食堂からイベント料理まで

第1刷　2023年6月30日

著　者　小宮真弓
発行者　小宮英行
発行所　株式会社徳間書店
　　　　〒141-8202　東京都品川区上大崎3−1−1
　　　　　　　　　　目黒セントラルスクエア
　　　　　　電話　編集(03)5403-4344 / 販売(049)293-5521
　　　　　　振替　00140-0-44392
印刷・製本　図書印刷株式会社